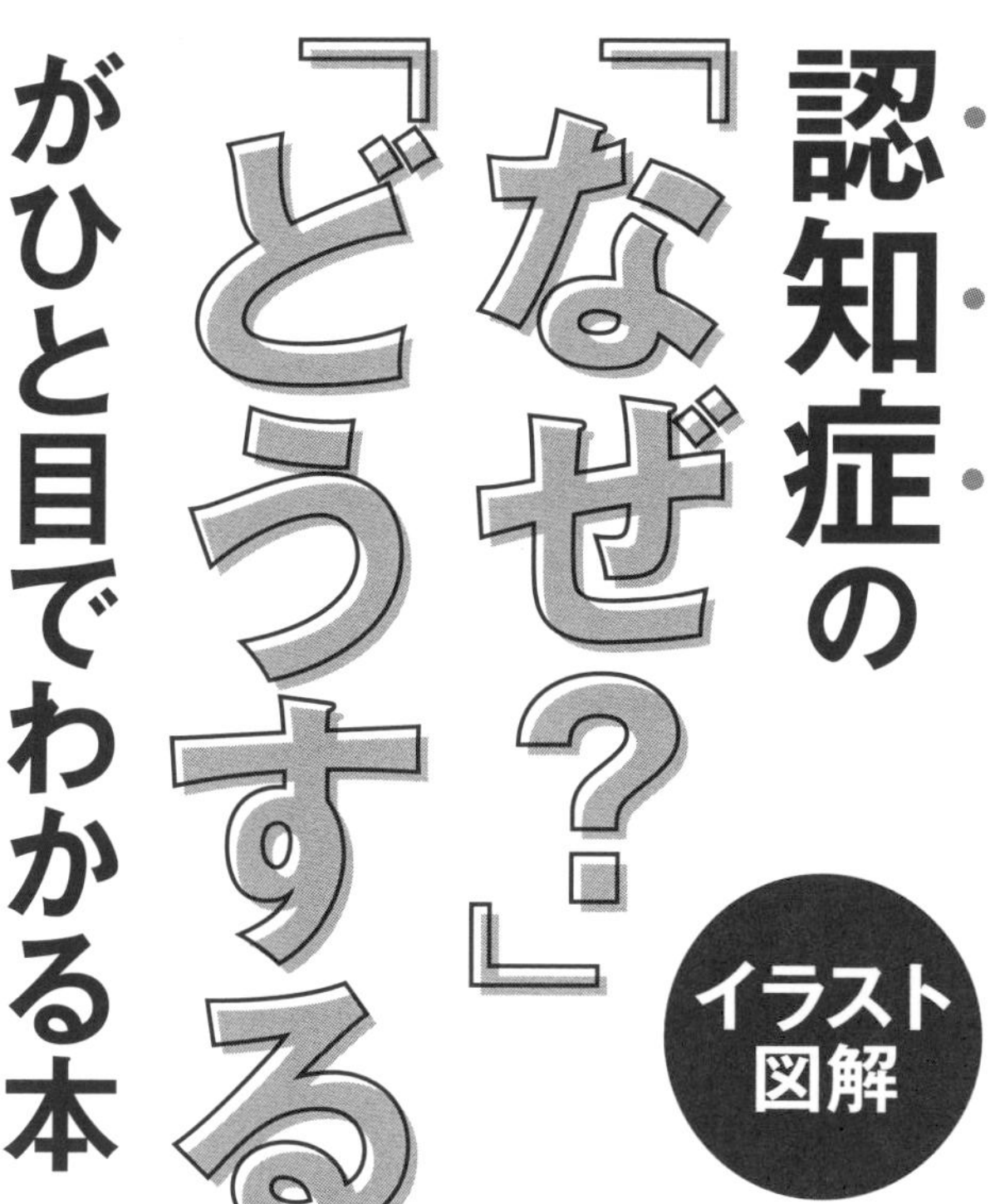

認知症の『なぜ？』『どうする？』がひと目でわかる本

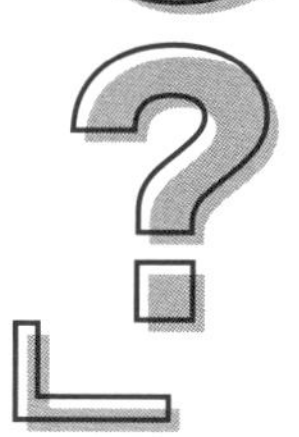

横浜総合病院
横浜市認知症疾患医療センター
センター長
長田 乾

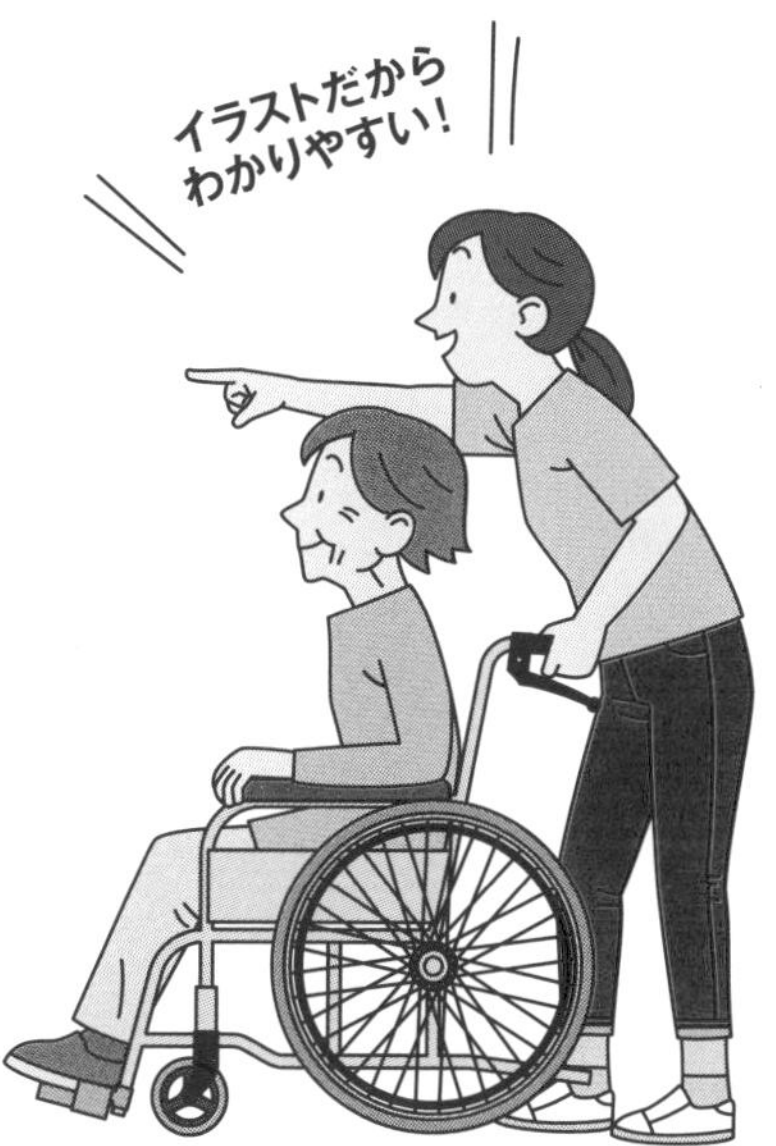

Gakken

はじめに

みなさんは「認知症」という言葉を聞くと、どんなことをイメージするでしょうか。「治らないのでかわいそう」でしょうか。「介護する家族が大変」でしょうか。

それとも「自分の親はしっかりしているから関係ない」と考えるのでしょうか。

残念ながら、認知症にならないという保証はだれにもありません。「しっかりしている」「リーダーとして働いていた」「社長だった」など、以前の性格や立場は関係ありません。

高齢者になればいつだれがなってもおかしくないのが認知症です。

認知症とは、何らかの原因で脳の神経細胞が障害されることにより発生する症状や状態を指す言葉です。認知症の症状が進むと、記憶力、理解力、判断力などがどんどん低下し、社会生活や日常生活に支障をきたします。

年をとることで脳の神経細胞が脱落し、脳は萎縮します。動脈硬化、脳血管障害（脳卒中）、うっ血性心不全、低血糖なども萎縮の原因になります。

また、加齢によって、大脳皮質の脳血流量（栄養と酸素を供給する血流の量）や脳エネ

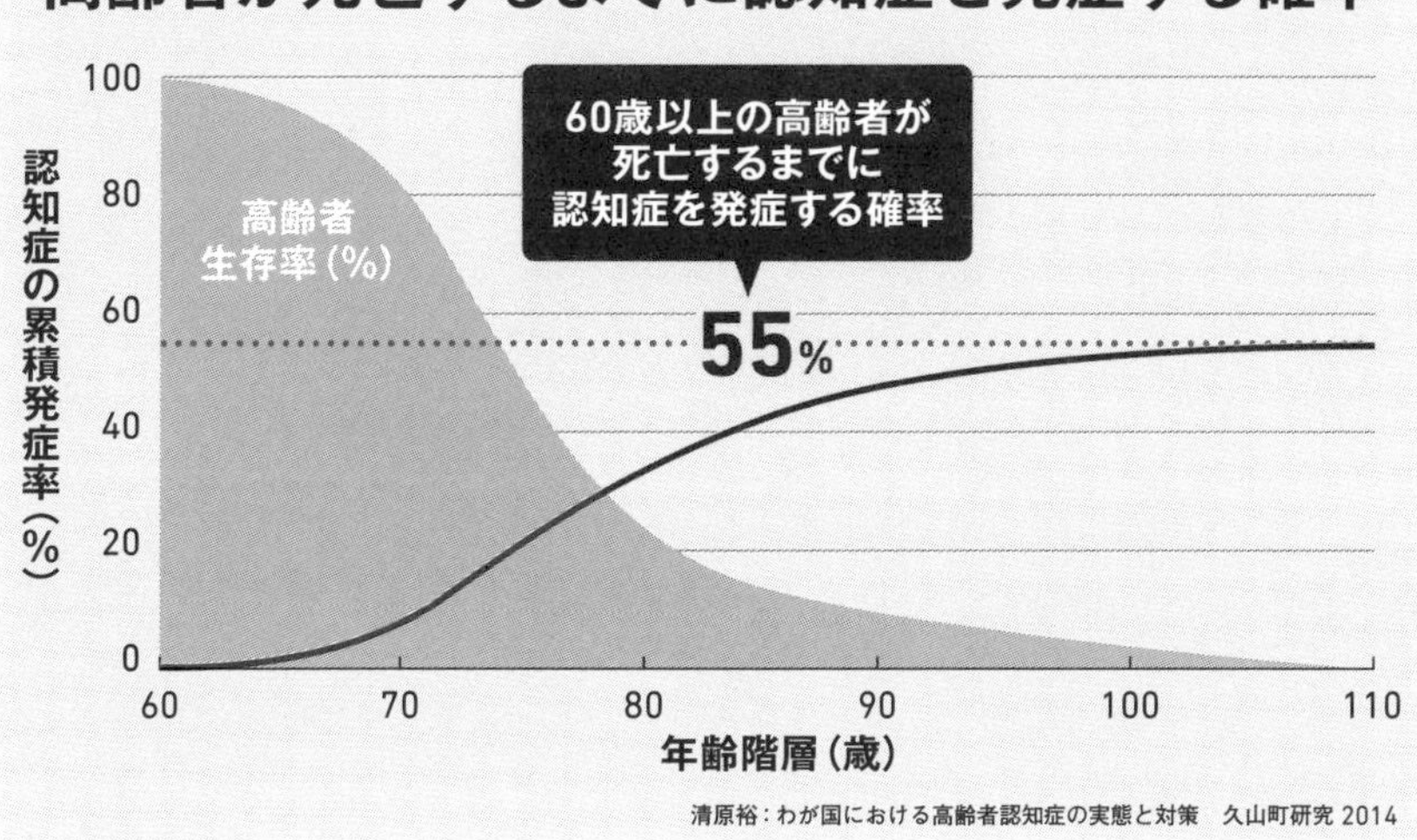

ルギー代謝（脳内で起こる化学反応）が低下する傾向があり、これも認知症の発症に影響を与えています。

加齢は認知症の最大の危険因子です。

病気やケガがなくて健康でも、年をとるだけで認知症のリスクが高まるのです。

久山町研究のことをご存じでしょうか。

これは、1961年から九州大学医学部を中心に行われていた研究で、福岡県糟屋郡久山町の住民を対象にしたものです。高血圧、心疾患、糖尿病などの生活習慣病のほか、世界ではじめて認知症の追跡調査を行った点で注目を集めました。

この久山町研究によると、もし、110歳まで生きると仮定すると、高齢者が死亡するまでに認知症を発症する割合は約55%、つまり、**2人に1人以上は認知症**と診断されることになります。

認知症が他人事ではないことをご理解いただけたでしょうか。

このように、認知症はだれもが抱えている共通のリスクですが、認知症になるとどうなるかは人によって異なります。これは、ある程度、脳のしくみで説明できます。

大脳は左右の大脳半球に分かれており、左半分が左脳、右半分が右脳です。そしてこの左脳と右脳は、脳梁と呼ばれる神経線維の束でつながっています。左右の脳から出された命令は交差して筋肉に伝わります。

また、大脳の前部は前頭葉、後部は後頭葉、上部は頭頂葉、側部は側頭葉と呼ばれています。

たとえば、まず側頭葉の内側の海馬が障害されると最近の出来事を思い出すことが難しくなります（記憶障害）。そして、左脳の頭頂葉が障害されるとうまく計算ができなくなります（失計算）。右脳の頭頂葉が障害されると向かって左側にある空間の見落としが多くなります（視空間認知障害）。前頭葉の外側が障害されるとプランを立てて実行することができなくなり（実行機能障害）、後頭葉の内側が障害されると人の顔を認識できなかったり方向音痴になったりします（地誌的失見当）。

認知症の進行するスピードも人によってちがいます。何年もかけて緩やかに進行する場合もありますが、あっという間に進行する場合もあります。

予測できないのが認知症のやっかいなところです。

また、「認知症」という名称も誤解を生む原因になっているのかもしれません。厳密に言えば、認知症は病名ではありません。認知症は何らかの原因または複数の要因がからみ合って、**生活に支障をきたしている状態**を指す言葉です。

さらに、兆候はあるものの、日常生活に困難が生じていないので、まだ認知症とは断定できない「軽度認知障害」という状態もあるため、診断を下すのが難しくなるのです。医師がすぐに診断できないのですから、簡単に家族が判断できないのは当然です。

しかし、私たち医師は患者さんのふだんの生活をよく知らないのに対し、家族であればより深く本人のことを知っています。だからこそ、家族と医師が互いに情報を共有し、**いっしょによりよい対応を模索すること**が大切なのです。

認知症の症状は晴れたり曇ったりです。「最近は調子がいいな」と思っていたら、翌日、迷子になって大騒ぎ……などということは、よくあることです。

それでも、少しでも長く本人が安心して暮らせるように、家族全員で十分に話し合ってサポートすることが大切です。

国連の定義によると、人口に占める高齢者（65歳以上）の割合が7％を超えると高齢化社会、14％を超えると高齢社会、21％を超えると超高齢社会と呼ばれます。

日本はすでに2007年から超高齢社会に突入しています。厚生労働省の簡易生命

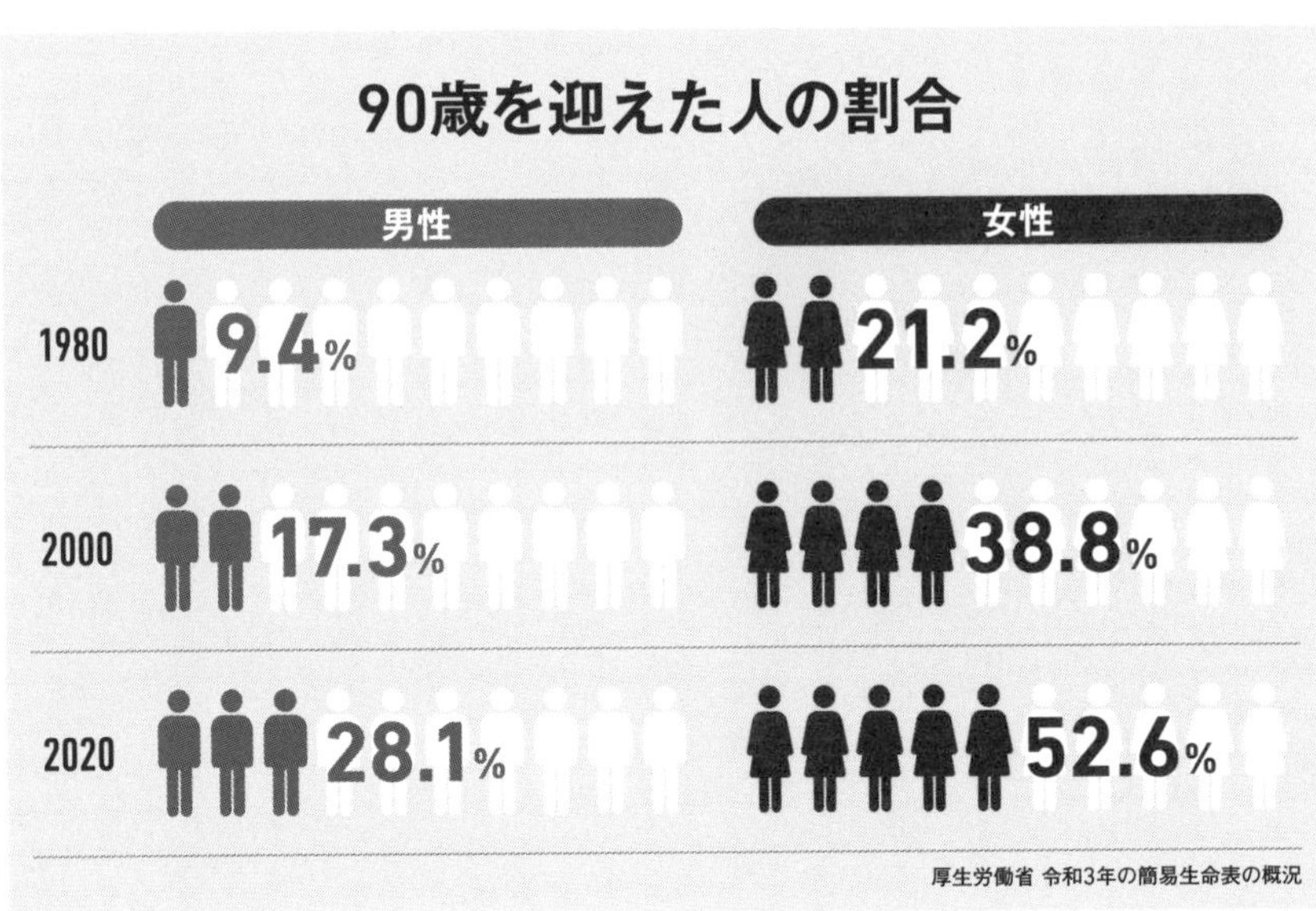

表の概況によると、2020年に90歳を迎えた人の割合は、男性の場合は約28%、女性の場合は約53%でした。そして、2022年の平均寿命は男性81・47歳、女性87・57歳でした。

平均寿命が毎年順調に伸びている以上、今後も超高齢社会は続いていきます。そして、高齢者の数が増えれば、そのぶん認知症の人が増えることは間違いありません。

現代の日本のような超高齢社会において、認知症は避けて通れない問題になりつつあります。残念ながら現代医学では、認知症の症状を完全に取り除くことはできませんが、少なくとも「認知症になったら終わり」ではありません。

認知症と上手につきあうことで、進行を遅らせることはできます。たとえ認知症の症状が出たとしても、あきらめる必要はありません。服薬や非薬物療法を組み合わせながら、少しでも長く有意義な時間を過ごせるように工夫することができます。

「介護＝家族の責任」と考えず、できるだけたくさんの人の力を借りてください。

この本は、認知症や認知症の疑いがある親・配偶者などを持つ家族のために書きました。

「NG」と「OK」の具体例をたくさんあげて、どう対応していけばいいのかを詳しく解説しています。

頭では理解していても、いざ自分の身に降りかかってくると、気が動転してしまう人も多いでしょう。そんなときこそ、冷静になって、この本を読み返してください。自分が将来、認知症になったときのことを想像して読むこともできると思います。

家族の認知症と上手に距離を取りながら、介護する側も**明るく前向きにサポートできる**ようになることを願っています。

長田乾（ながた けん）

もくじ

第3章 【ドキドキ期】みんながうなずく！ 認知症あるある

第4章 【ハラハラ期】これは困った！ どうしてこうなるの？

第5章　認知症の進行を抑えるためにやっておきたいこと

コラム

第1章

クイズ 認知症になりやすい人、なりにくい人のちがいは？

認知症になる可能性はだれにでもありますが、
実際には、なりやすい人となりにくい人がいます。
さて、どんな人がなりやすいのか？　なりにくいのか？
クイズに答えるつもりで考えてみましょう。

認知症になる・ならないには個人差がある！

認知症とは、脳の病気や障害など、さまざまな原因により認知機能（物事を正しく理解・判断し、適切に実行するための機能）が低下し、日常生活全般に支障が出てくる状態を指す言葉です。

加齢にともなう症状の一つであり、さまざまな原因で脳の細胞が減ったり、働きが悪くなったりすることによって、記憶や判断力などに障害が起こり、社会生活や対人関係に支障が出ている状態です。

認知症には、**アルツハイマー型認知症**、**血管性認知症**、**レビー小体型認知症**、**前頭側頭葉変性症**、**パーキンソン病認知症**など、さまざまな種類があります。このなかでもっとも多いのはアルツハイマー型認知症です。

このアルツハイマー型認知症は、アルツハイマー病が原因となる症状で、加齢や遺伝子の異常によって脳のなかにアミロイドβ（タンパク質の一種）が溜まり、脳が萎縮することで発症します。

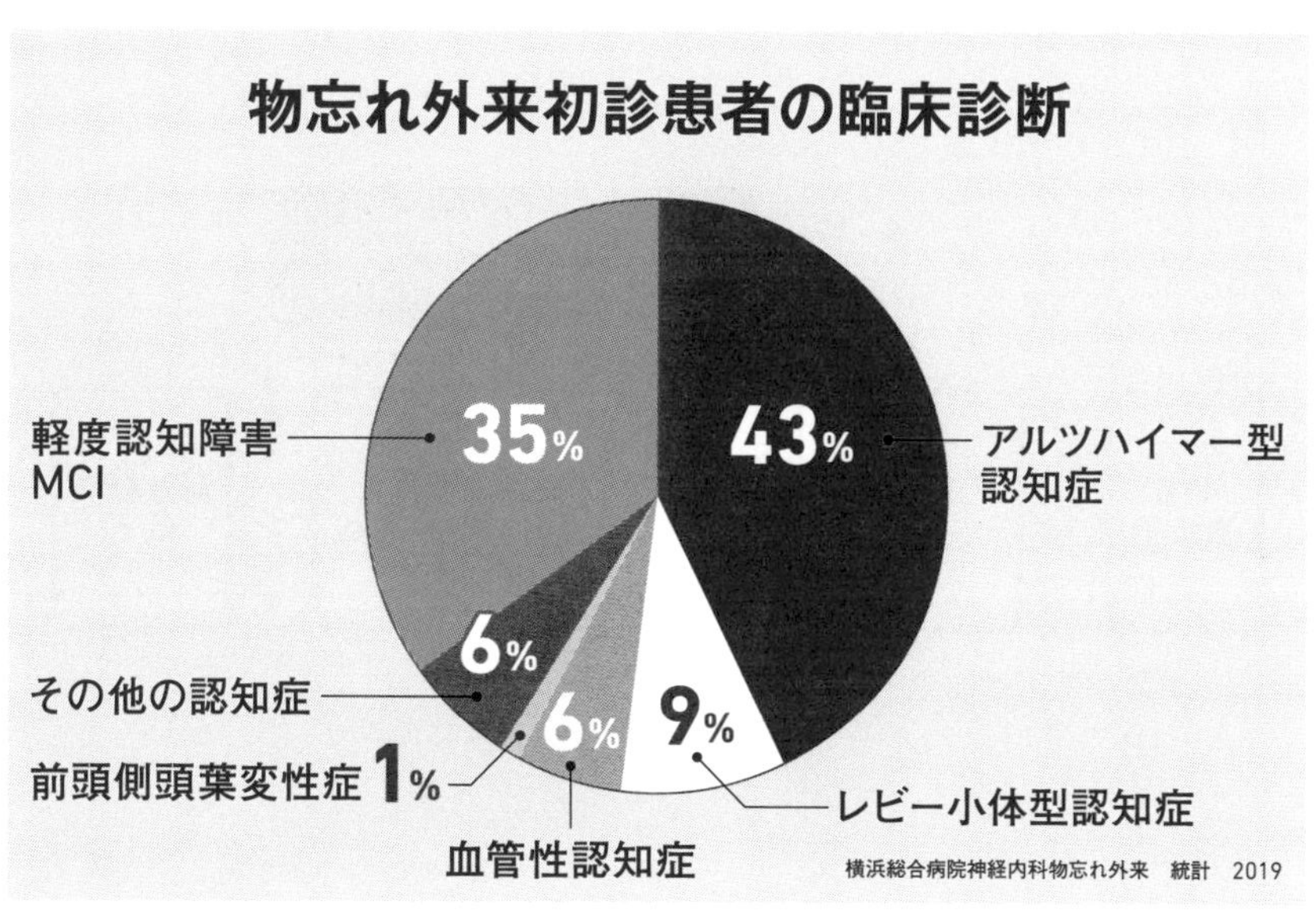

アルツハイマー型認知症による脳の萎縮は画像で確認できます。一般的に萎縮が進んでいる人ほど認知機能の低下が進んでいると考えられますが、実際には個人差があります。

脳の萎縮が進んでいても認知機能が正常な人がいる一方で、脳があまり萎縮していなくても認知機能が著しく低下している人もいるのです。つまり、アルツハイマー型認知症の病理が存在しても、発症しにくい人と発症しやすい人がいるというわけです。

そして、脳の病気や加齢の影響を受けても認知機能が低下しない個人の潜在的な能力は「**認知予備能**」と呼ばれています。この認知予備能が高い人は、認知機能の低下に対する抵抗力があると言えます。

この認知予備能にもっとも影響を与えると考えられているのが教育歴です。教育歴とは子ど

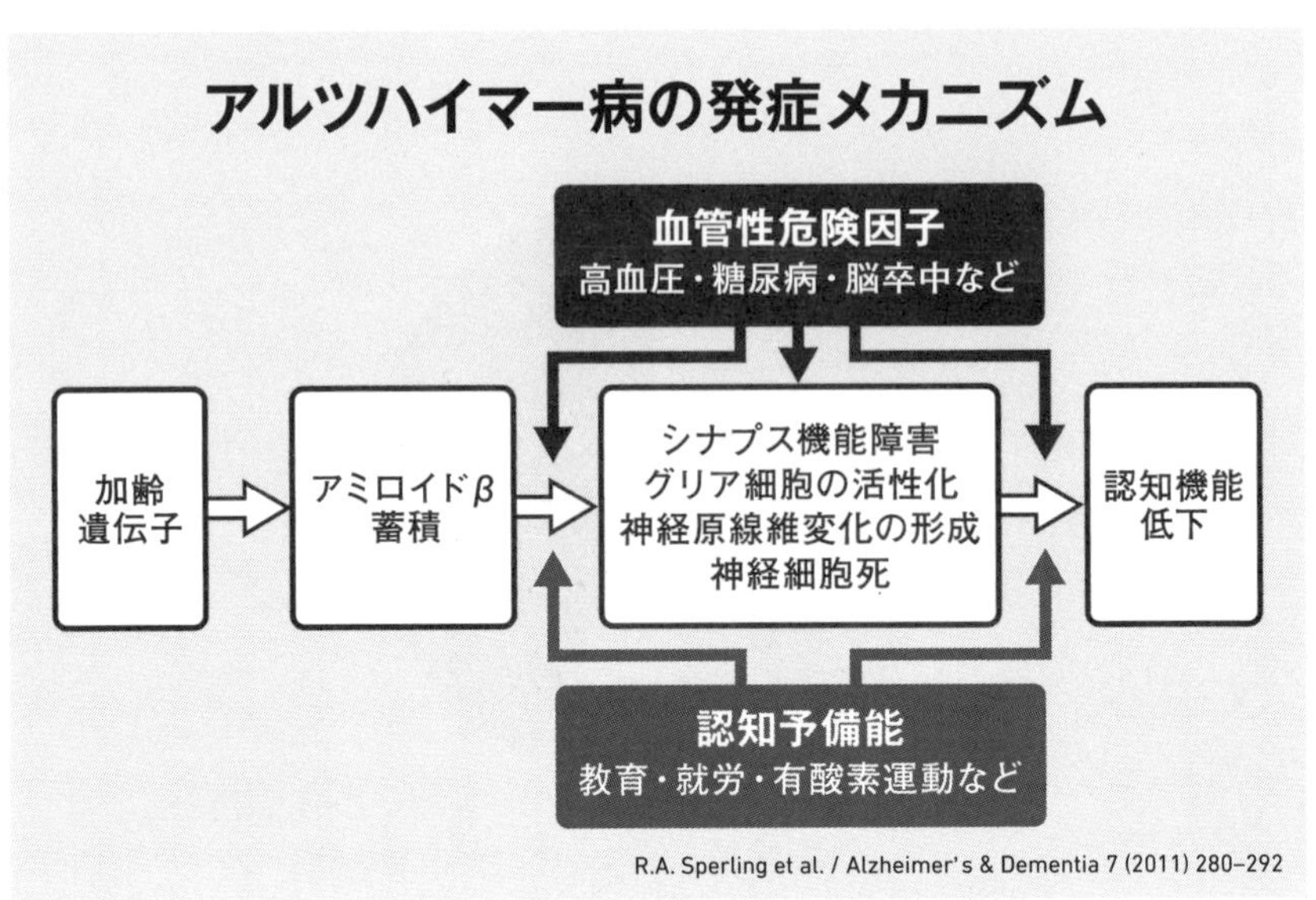

ものころから教育を受けていた期間のことで、**この教育期間が長いほど認知症の発症が遅くなる**と考えられています。

先進国では、以前よりも多くの人が教育を受けられるようになったため、認知症の発症率が低下したことが報告されています。そのため、発展途上国でも、就学年数が増加していくことで認知症の発症率が低下することが期待されています。

また、教育歴が長い人ほど作業記憶や言語記憶、語彙、集中力などの検査成績がよいという結果が出ており、それが認知予備能を高めていると考えられています。教育歴が長ければ、そのぶん脳内ネットワークが発達して柔軟になるからです。

この認知予備能に影響を与えるのは、教育歴だけではありません。

過去にどんな職業についていたかも、認知予備能に影響を与えるという研究結果も報告されています。たとえば、以下のような職業です。

- 高度の知識や技術を必要とする職業
- 複雑な作業が必要な専門的な職業
- たくさんの部下を統括する職業

また、この認知予備能は**日々の生活習慣によって差がつく**とも考えられています。
たとえば、休日どこにも出かけずにテレビを漫然とながめながら過ごすAさん。休みの日に、積極的に外出して人と会ったり旅行に出かけて景色に感動したりするBさん。はたして、どちらのほうが認知予備能が鍛えられるでしょうか。

もちろん、答えはBさんです。
何事にも好奇心が旺盛で活動的な人の脳は活性している時間が長くなるため、認知予備能が高くなる傾向があるのです。

この章では、ここで紹介した認知予備能のほかに、**認知症になりにくい人となりやすい人の傾向**についてクイズ形式で解説します。次ページからの質問に答えながら、認知症のリスクについて学んでいきましょう。

Q1

ぽっちゃりタイプとガリガリタイプでは？

A1

ちょっと太り気味くらいのほうが、認知症になりにくいと言われています。

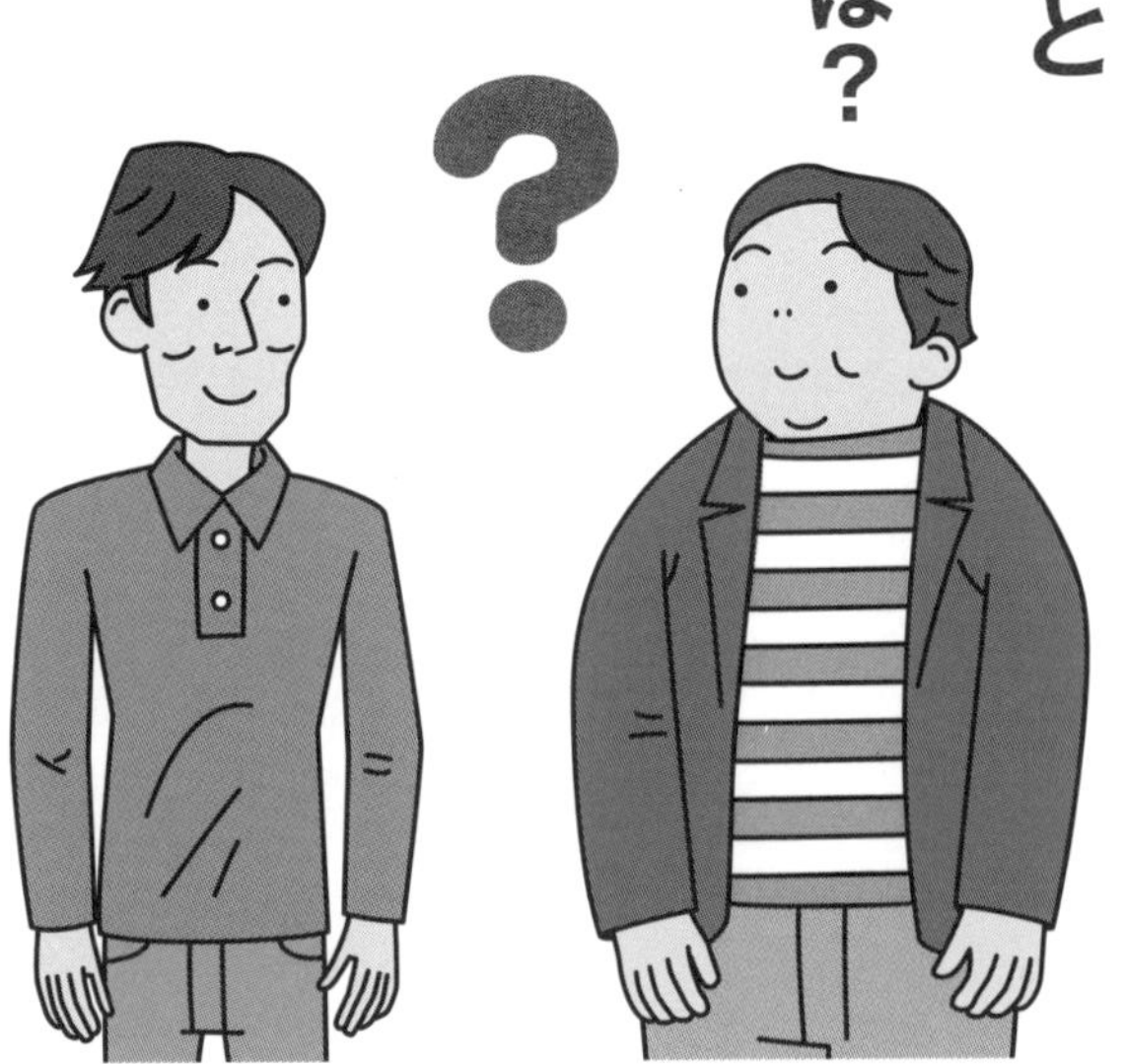

解説

認知症の発症リスクについて調べたアメリカの研究によると、標準体重（※BMI18・5以上25未満）を1とした場合、標準よりもやせている人の認知症発症リスクは、およそ2・5倍でした。一方、標準よりも太っている人の発症リスクは0・7倍で、太っているほうが認知症になりにくいのです。

中年期までは、太っている人のほうがやせている人よりも認知症になりやすいと考えられていますが、高齢者になるとこの関係は逆転するのです。

高齢になると身体的な機能が衰え、筋肉量が自然に減ります（体重の減少）。筋肉が減れば、転倒の危険性が高まります。同時に、認知機能が低下したり社会的な人間関係が希薄になったりします。

この健康と要介護状態の間にある不安定な状態を「フレイル（虚弱）」と呼びます。

実際に、認知症にならないためには、太っている・やせているよりも、このフレイルの状態にならないようにするほうが重要なのです。

※BMIとは肥満度を表すボディマス指数のこと。「体重(kg)÷身長(m)÷身長(m)」で算出する。

Q2

帽子のサイズの大きい人と帽子のサイズの小さい人では？

A2

頭が大きく脳が重いほうが認知予備能が高いと考えられています。

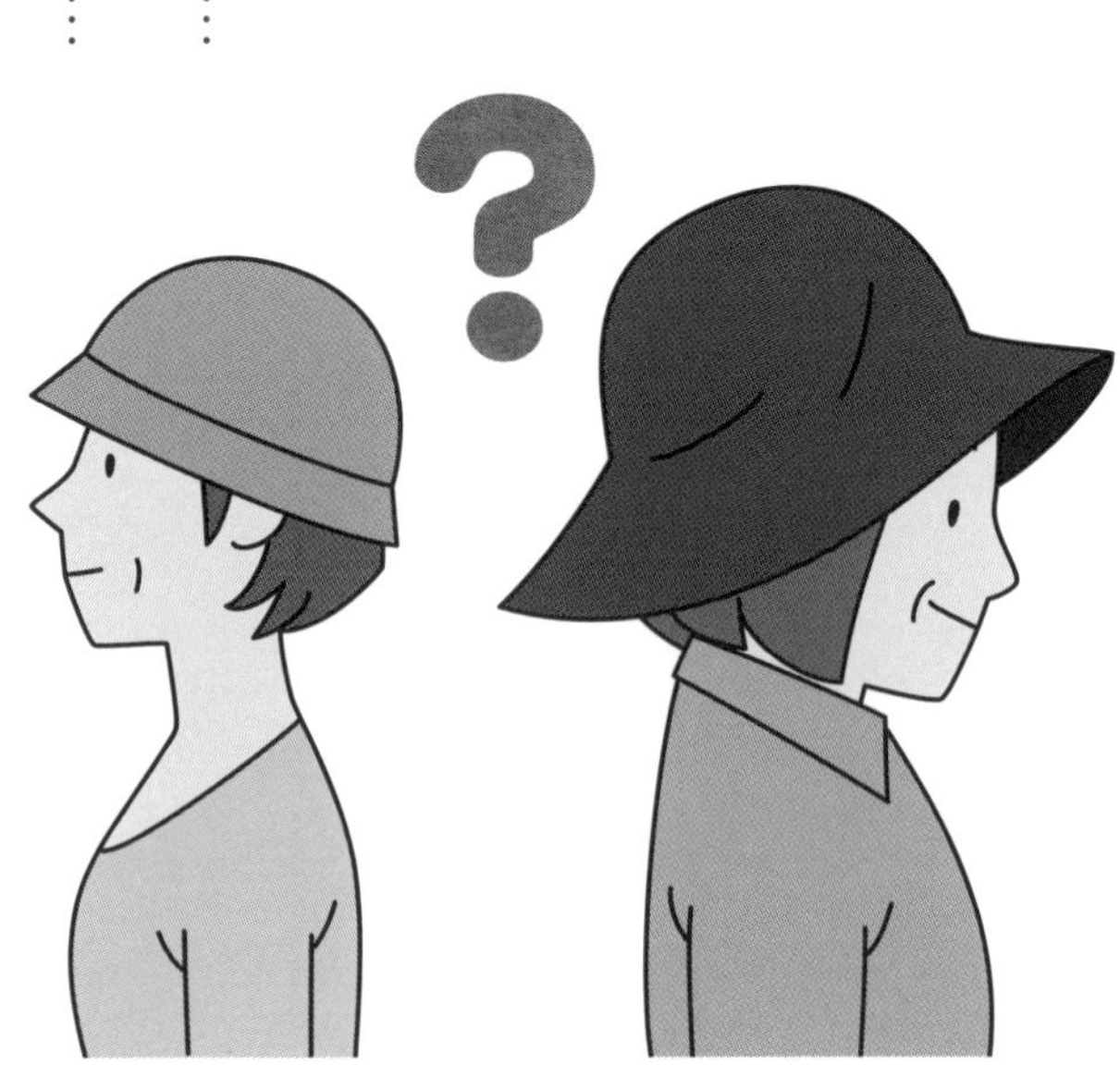

解説

現代では、モデルのように頭が小さい人のほうが「かっこいい」と言われることもあるので、帽子のサイズが大きいことにコンプレックスを持っている人もいるのではないでしょうか。

しかし、頭が大きいことを悲観する必要はありません。

最近は、脳の容量（頭の周囲のサイズ）と認知機能の関係が研究されており、**頭が大きい人ほど認知症になるリスクが低くなる**ことがわかっています。

頭が大きい人は、脳の容量が大きく、脳内の神経細胞やシナプスなどの分布に余裕があります。そして、余裕がある人（帽子のサイズが大きい人）ほど、認知予備能が高いと考えられます。

認知予備能とは、柔軟かつ効率的に脳内ネットワークを利用して**脳のダメージの影響を緩和する能力**です。

アルツハイマー病、脳卒中、レビー小体病、外傷などの危険因子から認知機能を守る盾のような存在とされています。

Q3

高血圧の人と低血圧の人では？

A3

血圧が高い人は要注意！
脳卒中でいっきに
症状が進行することも

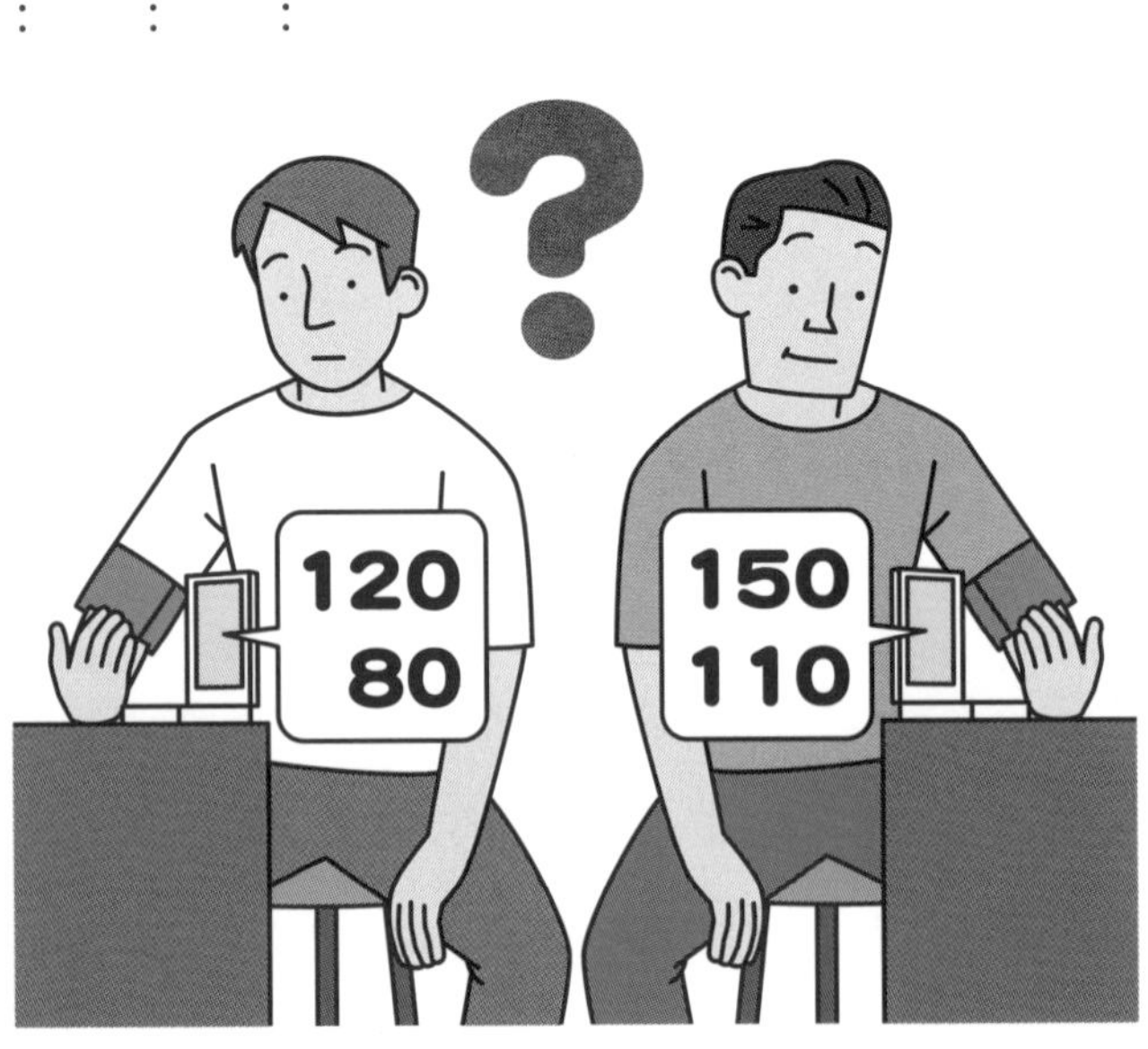

解説

運動不足、喫煙、飲酒、ストレス、バランスの悪い食事などの生活習慣は、認知症のリスクを高めます。

糖尿病や脂質異常症、高血圧などの**生活習慣病も認知症のリスク**となります。

このなかで、**もっともリスクが高いのは高血圧**です。

中年期に血圧が高い人ほど老齢期に認知症になるリスクが高まるという研究結果も出ています。

たとえば、中年期の収縮期血圧（血圧の上限）が120以下の人を1とすると、120〜139の人は1・6倍、140以上の人は2・7倍ほどのリスクになります。そのため、中年期から降圧剤を服用し、**血圧を上手にコントロールすることが、認知症の予防につながる**のです。

また、高血圧は脳卒中の原因となり、脳卒中は血管性認知症の原因となります。

もともとアルツハイマー型の認知症だった人が、脳卒中を発症すると、症状がいっきに進行するので、十分な注意が必要です。

Q4 二人暮らしの高齢者とひとり暮らしの高齢者では？

二人だけで生活していると社会との関係が切れ、認知症や要介護認定のリスクが高まります。

解説

社会的な交流が多い人ほど認知症のリスクが低くなることはよく知られています。つまり、配偶者や子どもと同居し、親戚や友人、地域の人と活発な交流がある人ほど、認知症になりにくいのです。

このことから、認知症のリスクがもっとも高いのは、ひとり暮らしの高齢者と考えがちですが、実際にそうとは言い切れません。

要介護認定のリスクに関するデータを見ると、もっともリスクが高いのは、二人暮らしで人づきあいの悪い高齢者でした。家族と暮らしている社会ネットワークが良好な人を1とすると、二人暮らしの要介護認定のリスクは3倍以上になります。

同様に、引きこもりのリスクがもっとも高いのも、二人暮らしの高齢者でした。夫婦で仲よく暮らすのはとてもよいことですが、二人の世界に閉じこもってしまうことで、社会との関係を断絶してしまうのは考えものです。

二人暮らしであれ、ひとり暮らしであれ、積極的に外出し、外の世界にかかわることが認知症の予防につながると考えてください。

Q5

手紙をよく書く人と手紙が苦手な人では？

A5

若いころから手紙をよく書く人は言語能力を使っているので、結果的に認知症のリスクが低くなります。

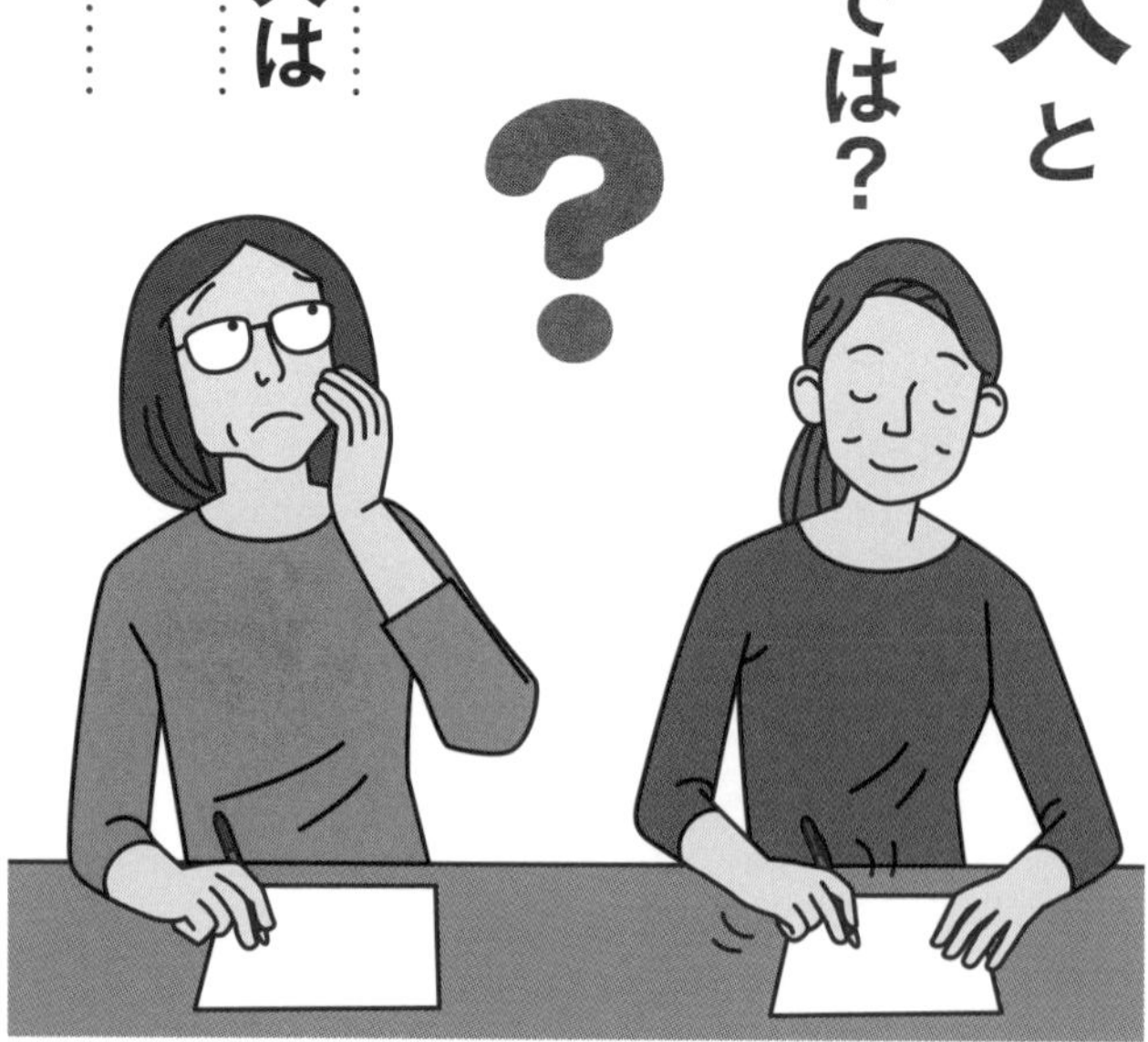

解説

知覚の速度や計算能力は加齢によって大きく低下しますが、言語記憶、言い回しなどの言語能力などは、高齢になってもあまり低下しないことがわかっています。

また、職業や教育歴（学校で学んだ期間）によって、認知予備能（認知症の進行を遅らせる力）が変わることも研究によって明らかになっています。

高度な知識や技術を必要とする職業についていた人は、一般的に認知機能が低下するリスクが軽減されると言われています。

また、教育歴が長い人のほうが、そうではない人よりも、作業記憶、語彙や言語記憶、注意力、集中力などの検査成績がよいことも報告されています。

認知機能が低下する時期は個人によって異なりますが、若いころから手紙を書いたり文章を作成したりしている人は、言語記憶や言語能力のトレーニングを日々実行していることになるため、認知予備能が鍛えられていると推測されます。

文章がうまいかヘタかではなく、どれくらい言語に関する脳を働かせているかが重要になるのです。

Column

深掘りポイント

「認知予備能が高い人は長く持ちこたえる可能性がある」

本来、「認知予備能」とは脳の損傷に対する耐性や回復力などを指す言葉です。この認知予備能が高い人は、認知症を発症せずに長く持ちこたえられるとされていますが、「自分は認知症とは無縁」と考えるのは早計です。

同程度の症状のアルツハイマー型認知症の患者さんの脳の画像を比較すると、認知予備能の高い人のほうが（認知予備能の低い人よりも）側頭頭頂葉の血流が低下していることが報告されています。一方で、認知予備能の高い人の前頭葉の血流は低い人よりも高く、活発に動いていることが指摘されています。

つまり、前頭葉が側頭葉の機能を代償している可能性があるのです。

認知予備能の高い人はアルツハイマー型認知症などの症状に対して持ちこたえる能力があるため、認知症のテストでも高得点を記録することが多いようです。

ただし、これは、認知症の発見が遅れる危険性があることを示しています。

そのため、認知予備能が高い人は、認知症の脳病態がかなり進んでから発見される可能性があるのです。より多くの病変が見られるようになってから発見されるため、発見後に急速に悪化する場合があります。

「物忘れ」以外に以下のような変化がある場合は、早めの受診をおすすめします。

- 日課にしていることをやめてしまった。
- 物事に対する関心や興味が薄れた。
- だらしなくなった。
- ささいなことで腹を立てる。
- テレビドラマの内容が理解できない。
- 薬の管理ができなくなった。

家族なら、テストには現れない微妙な日常の変化に気づけます。

第2章

ソワソワ期
「いつもとちがう?」が発見のきっかけになる

「物忘れが増えた」「料理に時間がかかるようになった」
「無口になった」など、
認知症には典型的な兆候があります。
認知症の早期発見につなげるためにも、
初期の症状を理解しておきましょう。

軽度認知障害をそのままにしておくと本格的な認知症になるリスクが高まる

認知症と加齢には明らかな関係があります。

次ページの図のように65～69歳における認知症の割合はわずか6・5％ですが、95歳以上になると72％の人が発症します。

年をとるにつれ認知機能は低下するため、この数値は決して不思議ではありません。厚生労働省の発表によると、日常生活において何らかの支障がある（日常生活自立度Ⅱ以上）認知症高齢者の数は、２０２５年の時点で４７０万人に達すると推測されています。

この数は65歳以上の人口の12・8％に相当します。つまり、日本のような超高齢社会においては、だれもが認知症とは無関係と言えない状況になっているのです。

認知症の初期はいわゆる物忘れが目立つ状態ですが、そのあと買い物や家事、お金の管理などがおぼつかなくなります。やがて認知症が進行すると、食事や排泄など基本的な活動が一人でできなくなります。

ただし、認知症の進行には個人差があり、発症から早い段階で要介護の状態になること

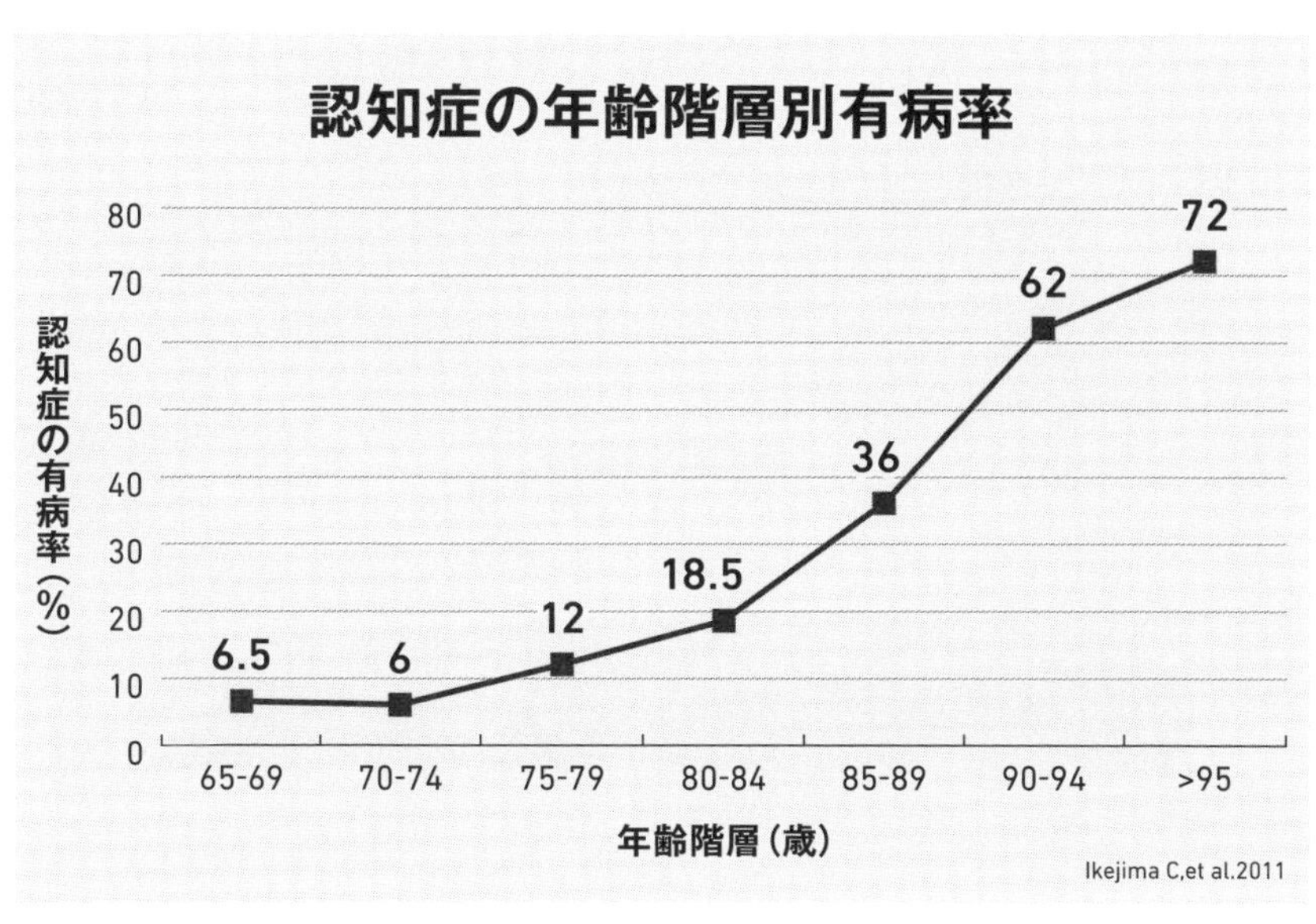

はまれです。多くの場合は、**軽度認知障害（MCI）**というグレーゾーンの状態が続き、そこから本格的な認知症に移行します。

軽度認知障害とは、物忘れが多くなる、言葉が出にくくなったなど、何か一つだけ症状が見られるような状態のことです。認知機能が低下しても日常生活を送るうえでは支障のないような状態です。

しかし、「日常生活を送れるのだから、まだまだ大丈夫」と考えるのは早計です。軽度認知障害のおよそ半数が認知症に移行すると言われています。そのまま放置していることで、認知機能の低下が加速度的に進むことも考えられるのです。

認知機能が低下するスピードは、この時期に対策をとるかどうかで変わります。家族が観察して「おかしいな」と思うことがあったら、早

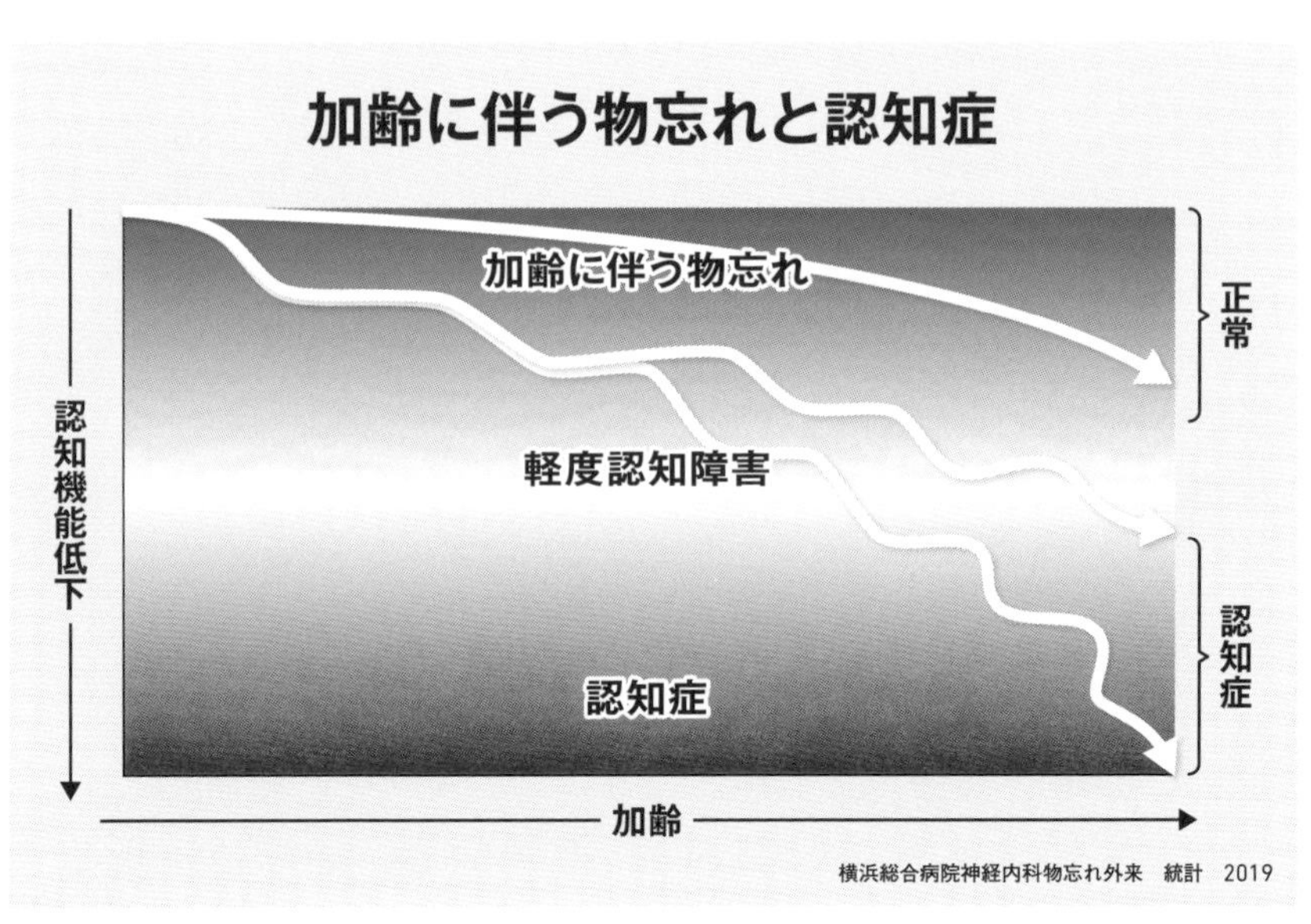

めに専門医に相談しましょう。

よく「認知症は治らない病気」と言われます。確かに若いころのような状態に戻すことはできませんが、進行を遅らせることはできます。何もせずに手をこまねいているのは、**本人や家族のためになるとは言えないでしょう。**

本人を説得するときは、家族が本人のプライドに配慮することが大切です。

「認知症だから診てもらおう」と決めつけるのではなく、「最近、物忘れが多くなったから、早めに相談して安心しましょう」とやさしく説得します。

実際に**軽度認知障害と認知症の線引きは非常に難しい**という側面もあります。

認知症の診断には、血圧や血糖値などのように明確な判断の基準になる数値がないため、厳密に診断するのは難しいのです。

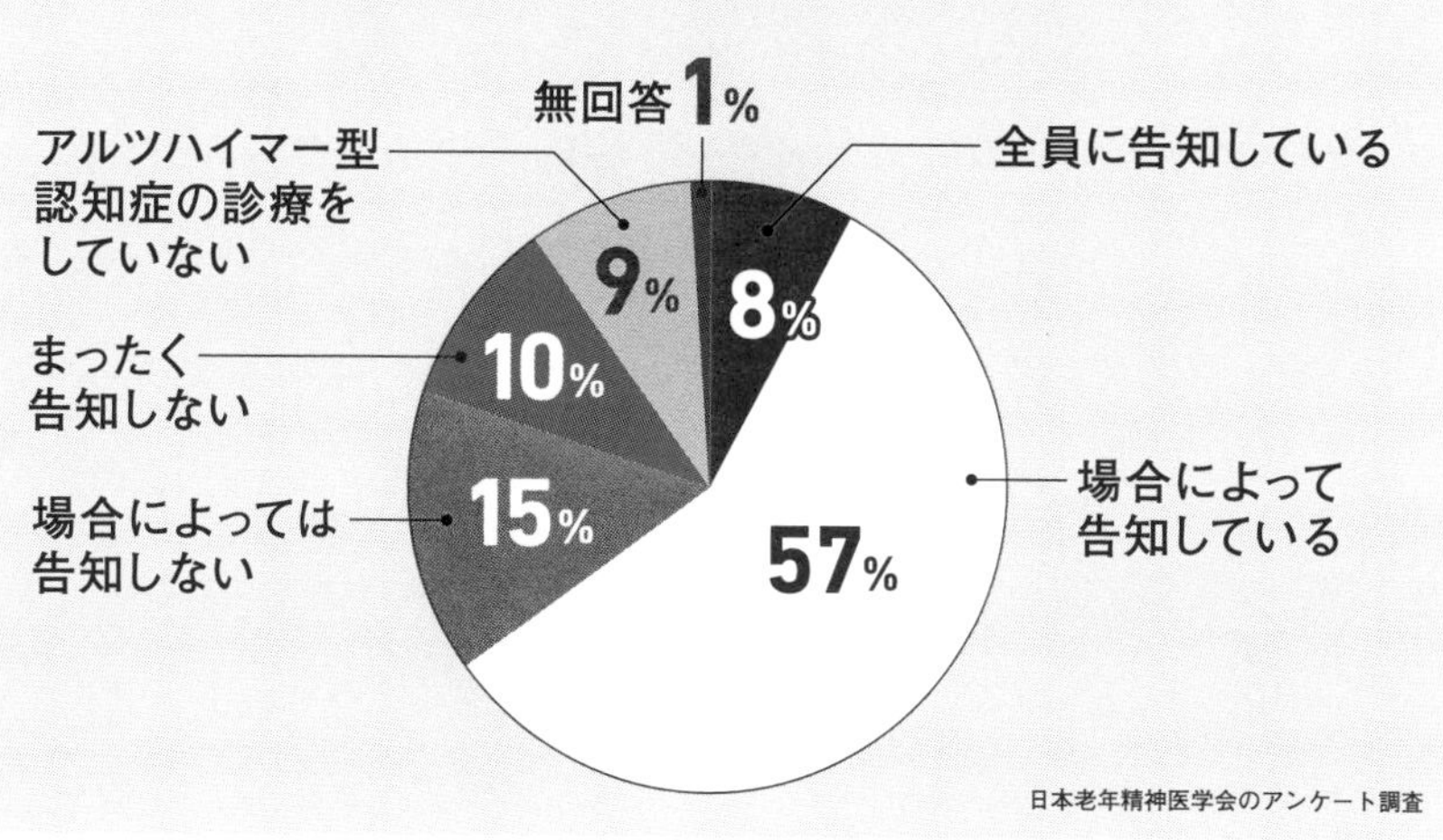

そのため、医師によっても判断が分かれます。認知症の診断テストの結果をよりどころに、「●点以下なので認知症です」と診断を下す医師もいれば、「年をとったらこれくらいは普通ですよ」と安心させてくれる医師もいます。

また、はじめて受診した病院で医師から「認知症です」と冷たく告知されれば、**本人も家族も大きなショックを受けてしまう**でしょう。

上のデータのように医師によって考え方がちがうため、どのように告げるのがよいのかは意見が分かれているのが現状です。

私の場合は、御本人にはあまり明確に病名を告げず、「いいときに来ましたね。認知症にならないために、今から何とかしましょう」と励ますようにしています。

アルツハイマー、血管性、レビー小体、三大認知症の特徴と症状をつかもう

認知症はその原因によっていくつかに分類できます。ここでは、代表的な認知症の特徴や症状について理解を深めておきましょう。

●アルツハイマー型認知症

原因：アルツハイマー病

特徴：脳萎縮

症状：近時記憶があいまいになる

加齢や遺伝子の異常によって脳のなかにアミロイドβ（タンパク質の一種）が沈着し、神経細胞が失われて脳が萎縮します。高血圧、糖尿病、脳卒中なども症状の進行に影響を与えるので注意が必要です。

アルツハイマー型認知症では、まず近時記憶（数分前から数週間前までの記憶）があいまいになります。また、携帯電話を操作できない、料理の段取りが悪くなるなどの実行機能障害も見られるようになります。

●血管性認知症

原因：脳卒中（脳出血、クモ膜下出血、脳梗塞など）
特徴：生活習慣病が遠因
症状：判断力・言語能力が低下する

脳卒中のあとに発症するのが一般的です。左脳に脳卒中が起こると失語症になる場合があります。一方、右脳に脳卒中が起こると左半身の麻痺、歩行困難、顔面神経麻痺、実行機能障害、感覚障害、左側に注意が払えない半側空間無視などの症状が現れます。

●レビー小体型認知症

原因：レビー小体の蓄積（レビー小体病）
特徴：前頭葉や後頭葉の萎縮
症状：幻視、手足の震え、嗅覚障害、レム睡眠行動障害

神経細胞のなかに異常なタンパクをふくむレビー小体が現れることで発症します。非常にリアルな幻視（幻を見る現象）やレム睡眠行動障害（睡眠中に異常な行動をとる病気）が見られます。調子のよいときと悪いときの差が大きいのも特徴の一つです。

ソワソワ期 01

喚語困難

「あれ」「これ」「それ」ばかりで具体的な言葉が出てこなくなった！

・・・本人はどう思っている？・・・

思い出そうとしても名前が出てこない

調べるのは面倒くさい
わかってくれるだろう

あいまいな表現しかできないが
出てこないのだから仕方がない

↓

「あれだよ、あれ！」を繰り返す

ほら！
あれだよ
あれ！
あれじゃ
わかんない
わよ

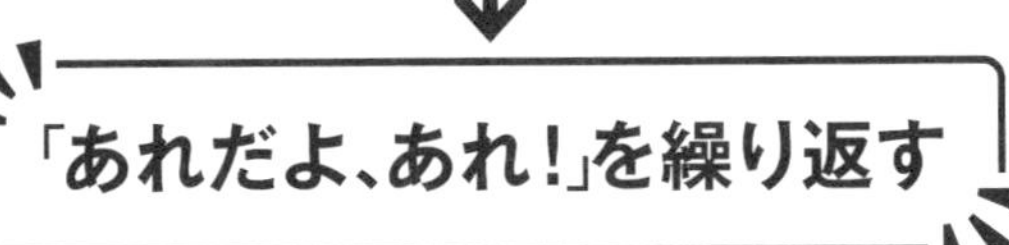

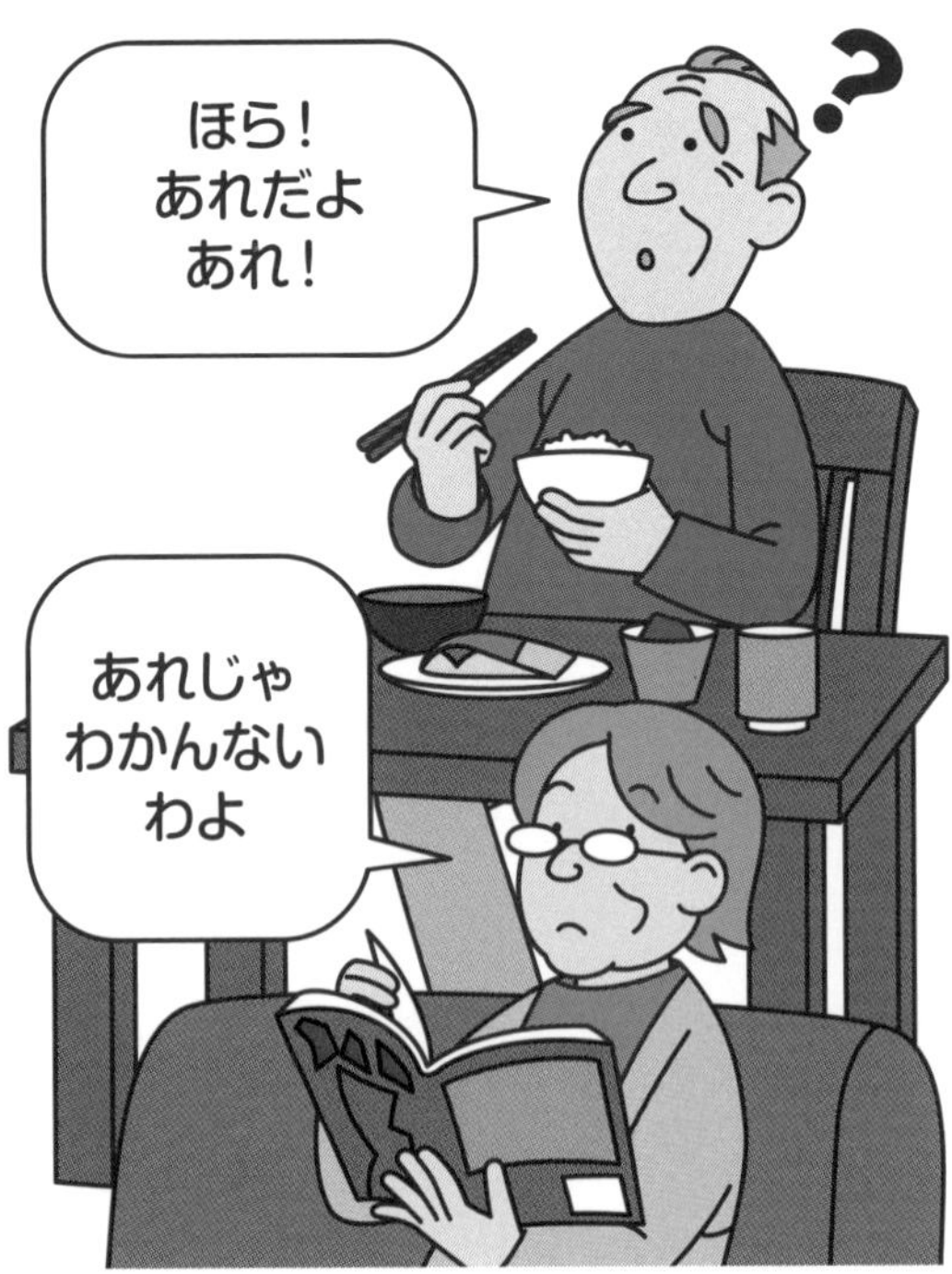

年をとったらだれでもそうなるから、あまり気にしなくていいと見過ごす

一時的な物忘れなら心配する必要はありません。しかし、明らかに以前よりも言葉が出なくなっているのであれば、注意が必要です。このような喚語困難は認知症の代表的な症状なので、見過ごしている間にほかの症状も進行してしまうかもしれません。

これもNG

- 「そんな簡単なことも忘れたの?」とつめたくあたる。
- イライラして「もういいわ」と一方的に話を打ち切る。

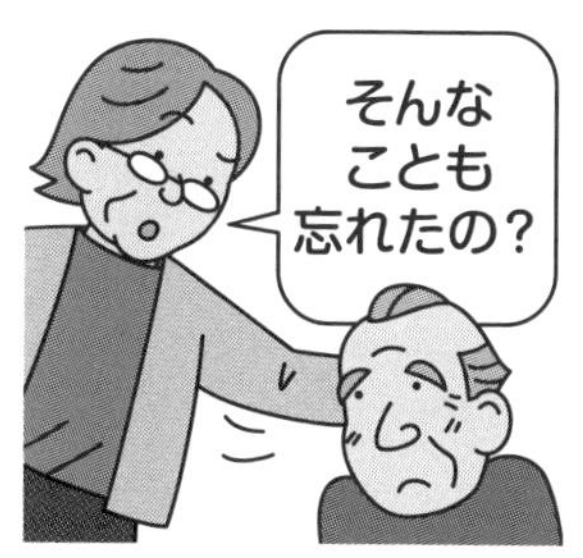

「最近、言葉が出にくくなった?」と声をかけ、医師に相談することを提案する

いつも言葉が出ない、指示代名詞を多用するなどの症状が頻発する場合は、医師に相談しましょう。認知症による喚語困難の場合、初期の段階なら、薬やリハビリテーションで症状が改善することがあります。また、軽い脳卒中が原因の場合もあります。

これもグッド

- 「私も出ないことがあるからよくわかる」「もどかしいよね」と声をかける。
- 「脳卒中の前兆だったら困るので、病院でみてもらいましょう」と提案する。

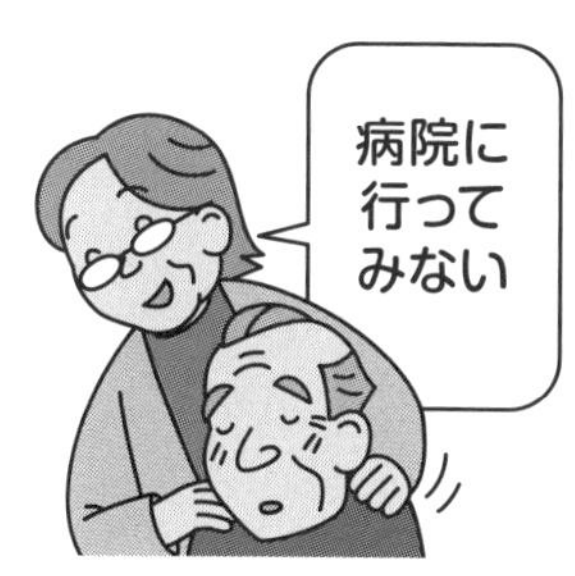

喚語困難の症状が出たら本人を説得して病院へ行く

年齢を重ねれば、物忘れが多くなるのは当然のことです。加齢に伴う一時的な物忘れは、ほとんどの場合、思い出すヒントがあれば言葉が自然に出てきます。有名人や歴史上の人物の名前がときどき出てこないくらいであれば、心配ありません。

一方、認知症が原因で言葉が出てこなくなる「喚語困難」の場合は、脳の機能が低下することが原因なので、ヒントだけで思い出すことが難しくなります。

対象となる人物の顔や属性、役割も完全に忘れてしまうため、日常生活における会話にもどかしさを感じるようになります。

放置しておくと、物の名前が出てこない症状（失語）にとどまらず、話がまとまらない、聞いた内容を理解できないなどの症状が現れます。そして、次第にコミュニケーションそのものが成り立たなくなってしまいます。

このような喚語困難の症状が出る時期は、認知症の種類によって異なります。たとえば、アルツハイマー型の認知症の場合は比較的初期からこの症状が見られます。ところが、レビー小体型の認知症では中期以降に現れることが多いようです。

いずれにせよ、認知症が原因の喚語困難の場合は、**言葉だけではなく記憶力や判断力も同時に衰えていく**ので注意が必要です。

「あれ、これが多いくらいなら大丈夫だろう」と高をくくっている間に、認知症のほかの症状が進行してしまう危険があることを理解しておきましょう。

また、医師の診断を仰ぐときは本人を上手に誘導することも大切です。「認知症だから病院に行きなさい」と命令すると、本人のプライドが傷つき、反発されてしまいます。「認知症にならないように、一度みてもらいましょう」とやさしく説得するようにしてみましょう。

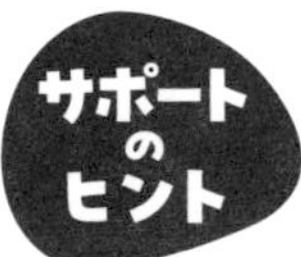

認知症の喚語困難は失語症のもっとも軽い症状

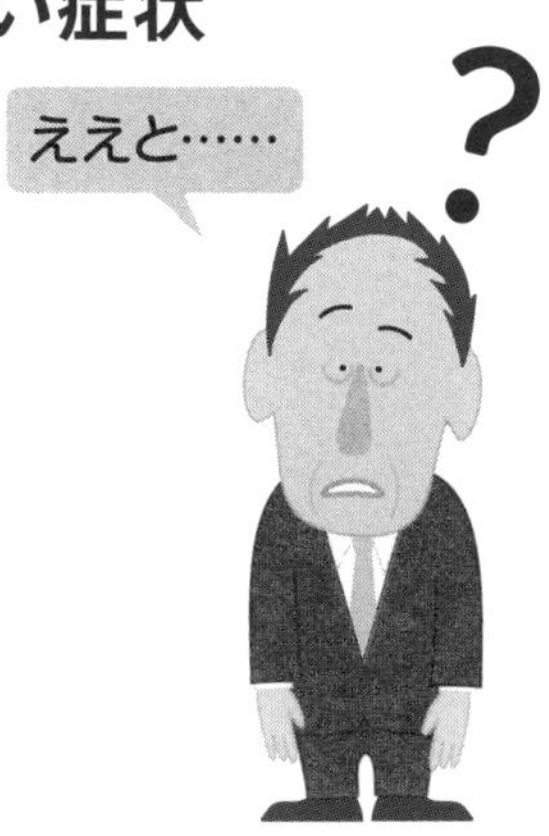

失語症は脳の言語中枢の損傷によって起こる言語障害の一種です。多くの場合、病気（脳卒中など）や事故により脳が損傷することが原因で発生します。そして、この失語症は「聞く」「話す」「読む」「書く」などの言語機能が失われることを指すため、さまざまなタイプが存在します。

そして、喚語困難は、認知症の初期に見られる失語症の症状の一つなのです。失語症と喚語困難は別の症状ではないことを理解しておきましょう。

ソワソワ期 02

近時記憶障害

冷蔵庫のなかに「お肉」がどっさり！どうしてこんなに買い込んだの？

・・・本人はどう思っている？・・・

娘夫婦が遊びに来るから牛肉を買っておかなきゃ

スーパーマーケットに行って
買い物をすませておこう！

午前中に買い物をしたことを
すっかり忘れて再び購入

お肉を買えてよかった！

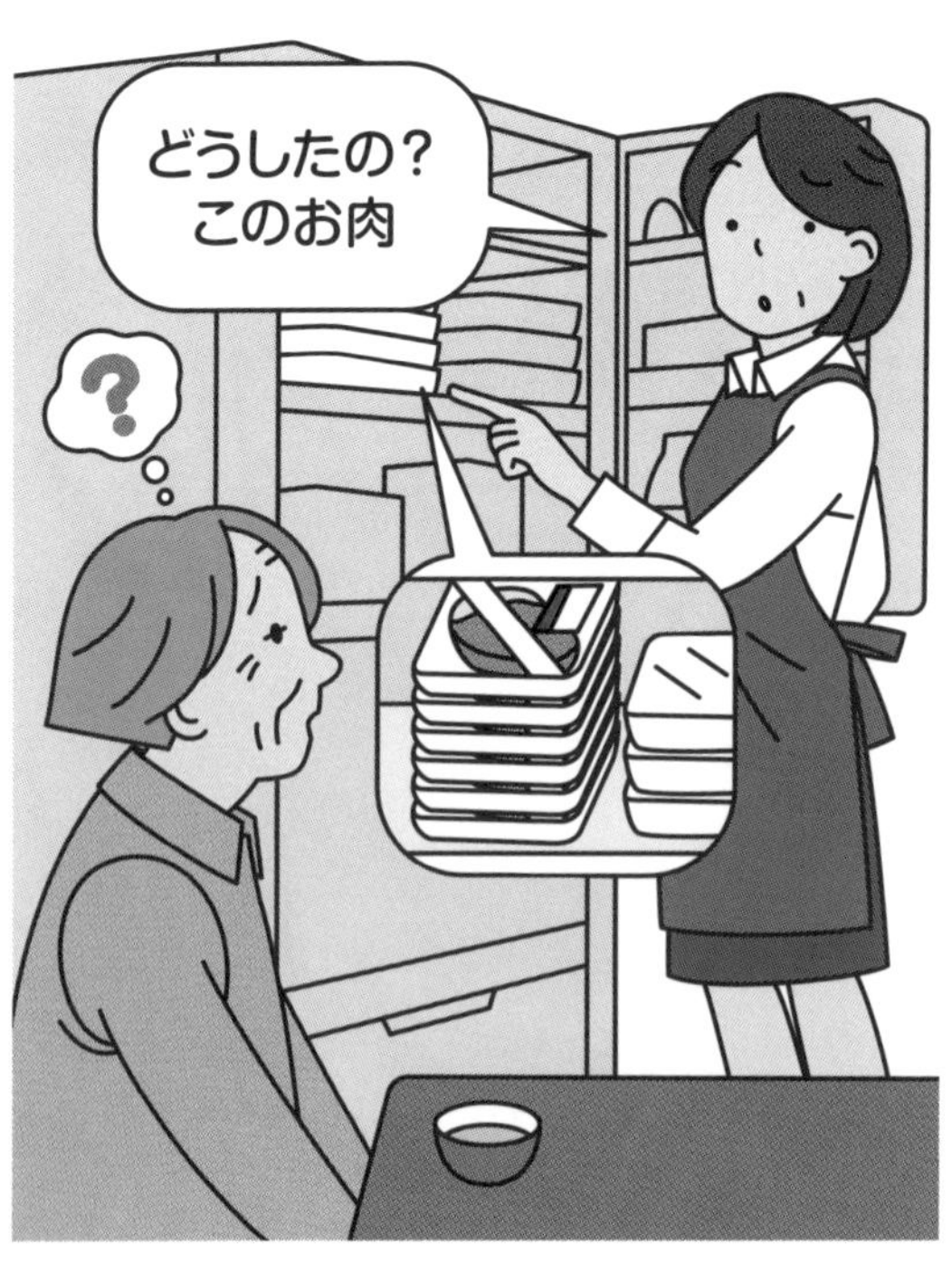

「こんなに買ってどうするの！」と大きな声で非難する

　近時記憶障害に限らず、記憶障害のある人は「自分が忘れていること」に対して自覚がありません。大声を出して非難したり叱責したりしても、不安な気持ちがふくらんでしまうだけです。なぜ非難されているかがわからず、混乱してしまうこともあるので注意しましょう。

これもNG

- 無駄遣いをしていると決めつけ、買い物をすることを禁止する。
- 「こんな調子ではお父さんがかわいそう」と間接的に非難する。

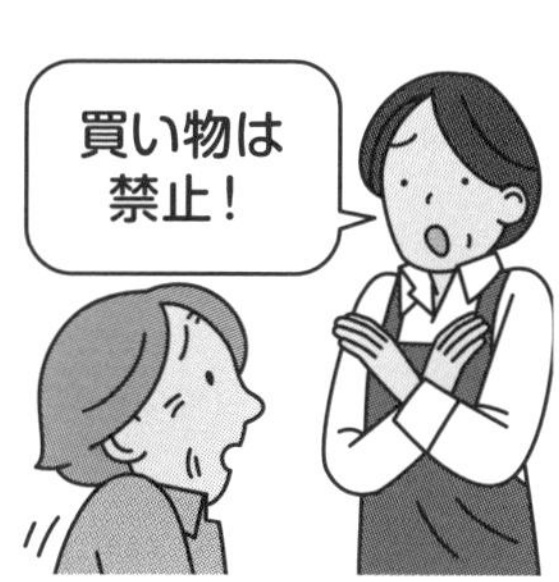

「忘れちゃったのね」と声をかけ、「メモを使って買い物しましょう」と提案する

　忘れたことに対して本人もショックを受けているので、笑顔で安心させてから、予防策を提案します。出かける前に冷蔵庫を見てメモを取り、それを見ながら買い物をするように提案しましょう。メモを忘れる可能性もありますが、同じような失敗を減らす効果はあります。

これもグッド

- 帰宅後にカレンダーに印をつける（買い物をしたことを忘れないように）。
- （家族や支援者が）できるだけ、いっしょに外出する習慣をつける。

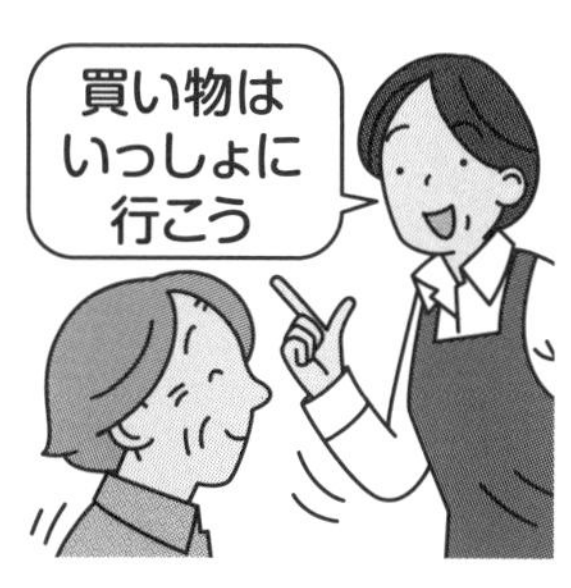

冷蔵庫に同じ食材や賞味期限切れの食品があふれている

健常な人は、買い物のあとにほかのことに夢中になっても、「買い物をしたこと」は忘れません。ところがアルツハイマー型認知症の記憶障害になると、ある一定の範囲の出来事の記憶が抜け落ちてしまうのです。

ここで紹介した例では「買い物をしたこと」自体を忘れてしまうので、しばらくすると「買い物に行かなきゃ」と思って再び外出します。極端な場合、午前中、午後、夕方とその日のうちに3回もスーパーへ行き、同じようなものを購入する人もいます。

このとき、問題になるのは、親子間の感情。とくに、厳しくしつけられた実の子ども（娘や息子）の場合、忘れっぽくなっている親の姿を認めたくない気持ちが働き、強く叱責してしまうことがあるようです。

近時記憶障害の患者に接するときは、覚えていられないという事実を受け入れることが大切です。やさしく笑顔で受け止め、本人に安心してもらえる態度で接してみましょう。

また、「どうせ忘れるから」と決めつけ、ふだんの行動を制限するようなふるまいもよくありません。失敗したことを責めるのではなく、成功したことをほめるようにしてください。

たとえば、簡単な買い物を3つ（牛乳、洗剤、ビール）頼みます。もし、ほかの2つを買い忘れ、ビールだけを購入して帰ってきたとしても、忘れたことを非難するのではなく、買ってもらったビールに対して感謝します。「牛乳と洗剤は？」と問い詰めるのではなく、「ありがとう。夕食はビールで乾杯しましょう」と声をかけます。

成功したことにきちんと感謝すれば、本人の気持ちがやわらぎます。

今のところ、近時記憶障害に対する根本的な治療法はありませんが、家族が「年をとったら忘れっぽくなるのは当たり前」と前向きに受け止めることが大切です。

サポートのヒント　ふだんの会話は成立するので発見が遅れる場合がある

近時記憶障害はアルツハイマー型認知症の初期に目立つ症状です。近時記憶障害の「近時記憶」とは、数分から数週間の記憶なので、短期記憶障害（76ページ参照）のように、会話そのものが成立しないということはないため、周囲の人が症状に気づきにくいようです。

アルツハイマー型認知症は薬物治療や非薬物治療によって進行を遅らせることができるので、「おかしい」と思ったら、病院や地域包括支援センターに相談しましょう。

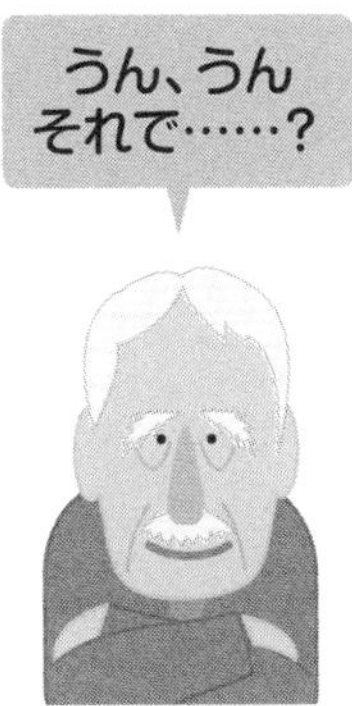

ソワソワ期 03

認知機能低下

特殊詐欺に引っかかってしまったお父さん 家族はどうすればいいの？

・・・本人はどう思っている？・・・

「お金を払い忘れた」と言われ、信じ込んでしまう

電話がかかってきた、
どうやら未払いのお金があるらしい

本当のことなのか、自信がない
たぶん忘れてしまったんだろう

早く支払って安心したい

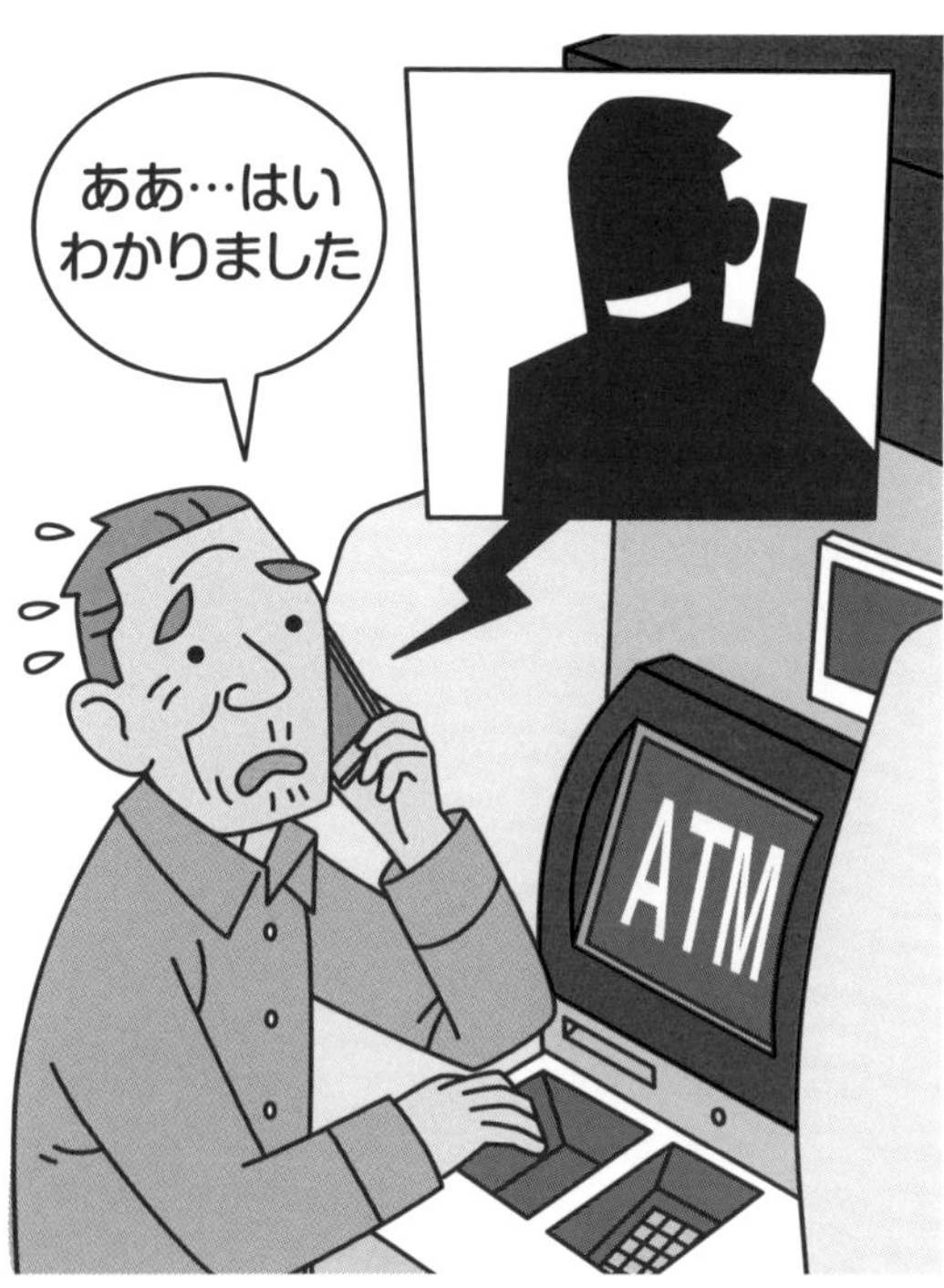

「どうして詐欺なんかに引っかかるの！」と強い口調で本人を責める

オレオレ詐欺や振り込め詐欺を代表とする特殊詐欺の手口は、年々巧妙になっているので、詐欺に引っかかった事実を責めても仕方がありません。だまされた本人は大きなショックを受けているので、その気持ちにさらに拍車をかけるような言動は控えましょう。

これもNG

- 預金通帳を取り上げ、本人にお金を管理させないようにする。
- だまされたことを例に出し、何かにつけ何度も非難する。

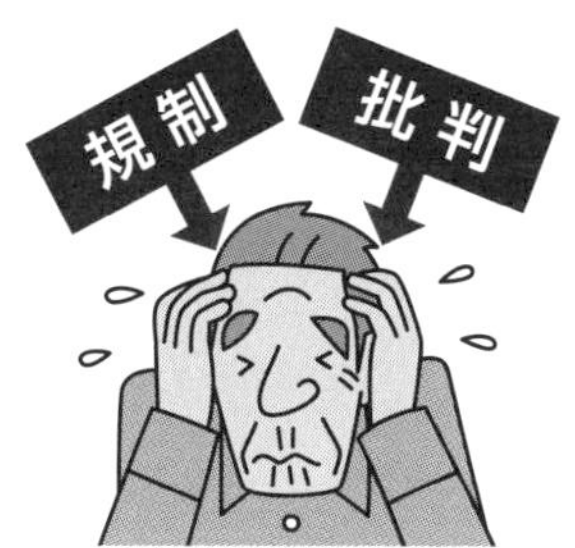

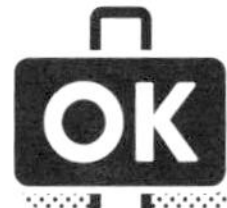

「大丈夫、私がついているから」と言って本人に安心してもらう

認知機能の低下を自覚している人は自分の記憶力や判断力に対して不安な気持ちを持っています。特殊詐欺はこのような認知機能の低下につけこむ犯罪なので、被害者は「やはり自分はダメだ」と考えてしまいます。この不安を吹き飛ばすために、サポートすることを伝えます。

これもグッド

- 「次から、こんな手口にひっかからないようにサポートする」と声をかける。
- 「おかしいなと思ったら、まず私に連絡して」と頼む。

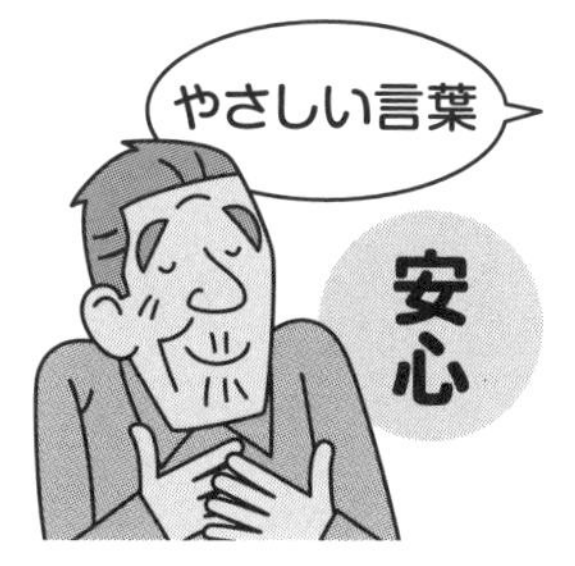

本人と家族の連絡を密にすること！被害にあったときは忘れずにサポートを

特殊詐欺の犯人は加齢によって認知機能が衰える高齢者を狙っています。認知症ではなくても、加齢によって以下のような機能が衰えるからです。

- 記憶力が低下する。
- 判断力が低下する。
- 感情が不安定になる。
- 自分に対する自信が揺らぐ。

実際に、認知症の患者が詐欺被害にあうことも多いので、本人だけではなく、家族も予防策を考えておく必要があります。

特殊詐欺の手口はどんどん巧妙になっているため、手口を見破るのは難しいと考えたほうが得策です。電話や訪問販売、銀行口座の管理に注意を払うのはもちろんのこと、気軽に相談できる人がいることが予防につながります。家族が同居していない場合でも、「私に連絡して」と声をかけ、頻繁に電話で連絡を取り合うようにしてください。

もし運悪く詐欺の被害者になってしまった

場合は、本人が自分を責めないように上手にサポートしましょう。「ダメだ」「しっかりして」など、非難する言葉を投げかけるのではなく、以下のような表現で、苦労をねぎらう声がけをしてください。

- 犯罪に狙われるなんて、大変だったね。
- ショックだったね。でも、もう大丈夫。
- お父さん（お母さん）は悪くないからね。

日ごろから「私は大丈夫」と公言している人ほどショックが大きく、自信を失ってしまいます。詐欺がきっかけで不安や焦燥、喪失感など、マイナスの感情に支配されてしまう場合もあるので、十分な配慮が必要です。元気を取り戻して前向きに生活できるまで見守ってあげてください。

サポートのヒント 特殊詐欺の被害にあったら警察や自治体の力を借りる

特殊詐欺の被害にあったときは必ず警察に連絡しましょう。警視庁のホームページでは、各都道府県警察の被害相談窓口を公表しています。また、全国各地に設置された被害者支援センターでは、同じ被害にあった人同士で話す研修会やカウンセリングが実施されています。

自分だけが被害者ではないことを確認することで、心の負担が軽減される場合があります。身内だけで解決しようとせず、警察や自治体に支援してもらいましょう。

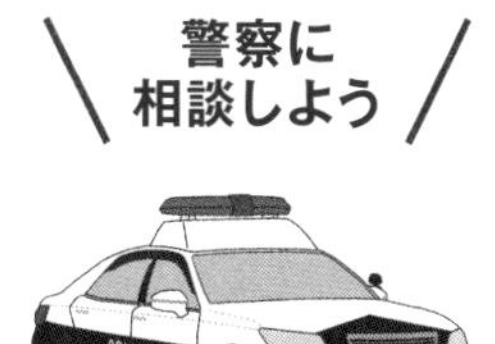

■ 各都道府県警察の被害相談窓口
https://www.npa.go.jp/higaisya/ichiran/index.html

04

認知機能の低下

免許の返納をすすめられていたお父さんが電柱に車をぶつけてしまった！

・・・本人はどう思っている？・・・

自分はまだまだ大丈夫だと信じ込んでいる

「お父さんの運転は危ない」と
家族に指摘される

バカにするな！
まだまだ普通に運転できる

車をぶつけてしまった！

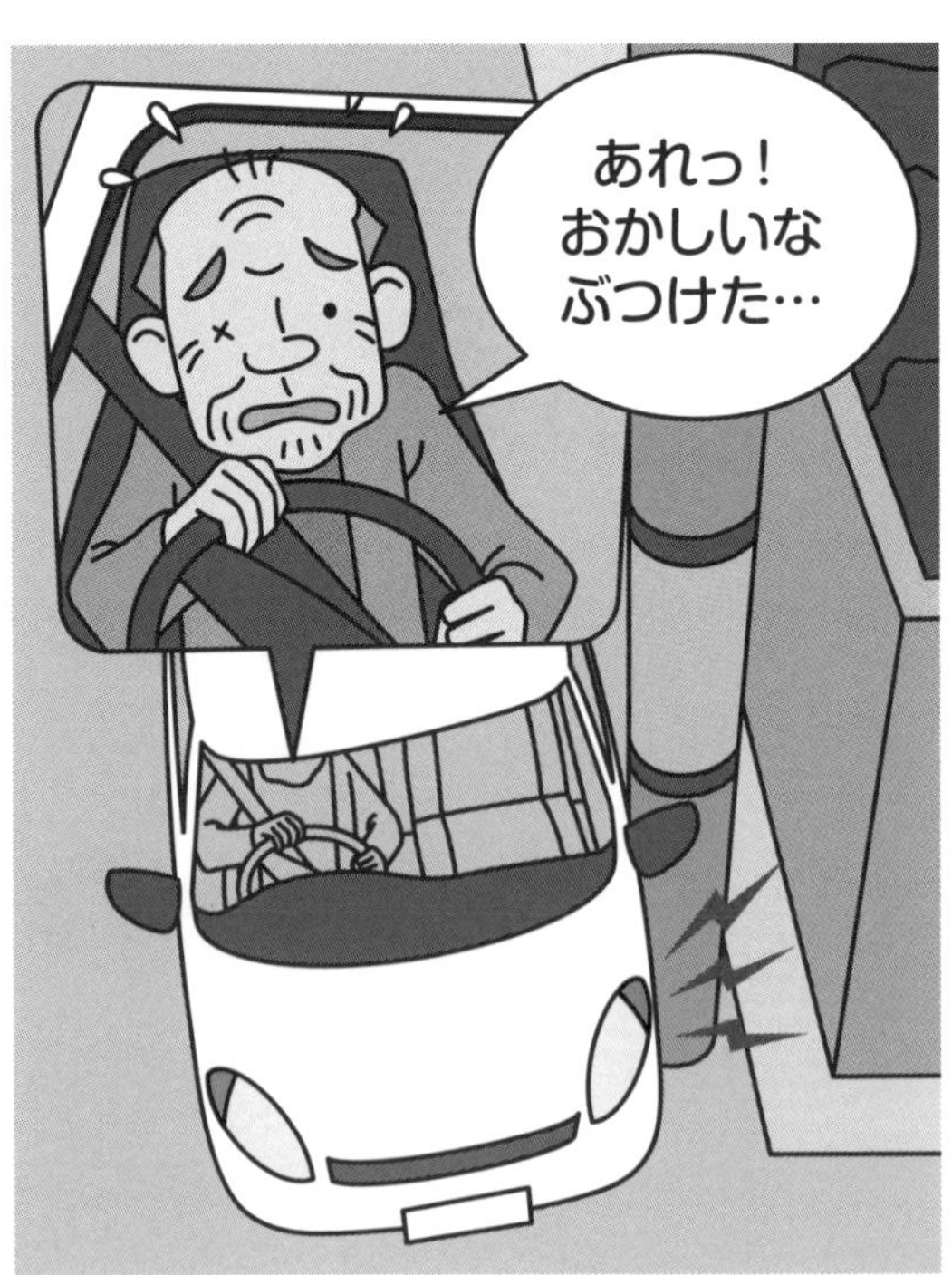

「だから言ったじゃない！」と怒り、「お願いだからもう運転はやめて」と頼む

認知機能の低下によって、判断力、注意力、空間認知能力など運転に必要な能力が衰えます。しかし、本人にはその衰えが自覚できないことが多いようです。自分では「まだまだ大丈夫」と信じ込んでいるため、家族や身近な人が説得しても、運転をやめさせることはできません。

これもNG

- 車のキーや免許証を取り上げ、運転できないようにしてしまう。
- 本人に相談せず、家族で勝手に車を売却してしまう。

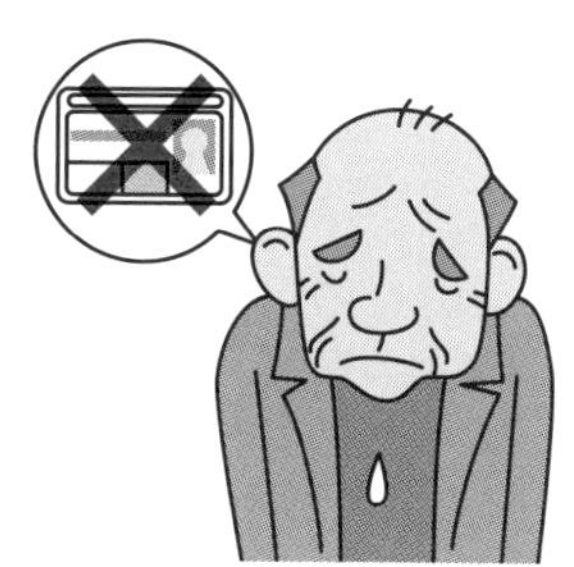

「大丈夫だとは思うけど」と前置きをしてから、「お医者さんに相談してみない？」と提案する

本人のプライドを傷つけないように配慮しつつ、医師に相談してみることを提案します。家族の意見を受け入れられない人も、第三者（医師）の意見であれば素直に聞けるかもしれません。強制的に返納させるのではなく、自主的に返納してもらえるように努力しましょう。

これもグッド

- 大きな事故につながる可能性があることをていねいに説明する。
- 家族が助手席に乗り、運転の様子を冷静に観察する。

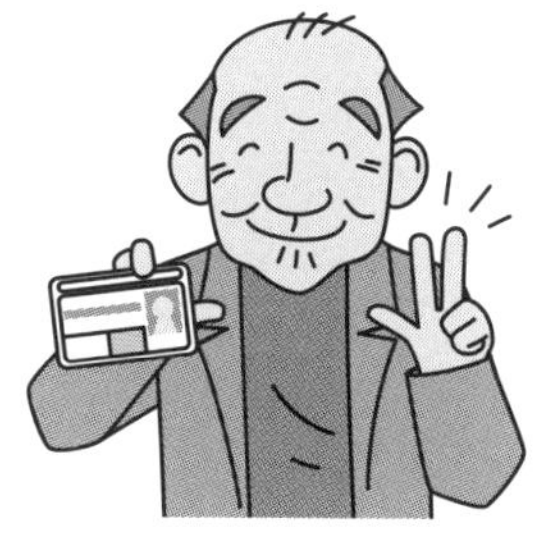

医師にきちんと診断してもらうことで免許を自主的に返納する環境をつくる

加齢によって視力や反射神経などが衰えれば運転は下手になります。さらに、記憶力や判断力、注意力、空間認知能力などの認知機能が低下すれば、交通事故のリスクは高まります。

しかし、本人が運転能力の衰えを自覚していたとしても、素直に認めてくれることはまれです。特に家族から「下手になった」「危ない」と指摘されると、「運転ができない＝ダメな老人」とレッテルを貼られたように感じる人が多いようです。

そのため、運転免許の返納をすすめる場合は、本人のプライドに配慮しましょう。

現在、75歳以上のドライバーは免許更新時に認知機能検査等を受ける決まりがあります。この検査で認知症の恐れがある結果（認知機能検査第1分類）が出たドライバーは、医師が作成した診断書を提出しなければなりません。

また、道路交通法では、自動車の安全な運転に支障を及ぼすおそれがある病気（認知症をふくむ）にかかった場合、免許の取消しや停止を要求できるとされています。

認知症のおそれがある高齢者は、交通事故を起こすリスクが高いため、そのまま運転させるのは非常に危険です。

本人が75歳に到達していなくても、家族が「危ない」と感じた場合は、早めに医師に相談しましょう。

医師の診断が出れば、本人に納得してもらえます。そのうえで認知症ドライバーが起こした交通事故の事例を示すことで、自主的に返納してもらうよう誘導します。

また、免許を持つ責任について説明するのもよい方法です。車の運転をしているかぎり、事故に巻き込まれる可能性があります。そんなとき、警察に通報したり救急車を呼んだりすることもドライバーの責任であることを説明し、返納を納得してもらいましょう。

サポートのヒント 75歳以上のドライバーが受ける認知機能検査ってどんなもの？

75歳以上を対象とした認知機能検査は、おもに記憶力や判断力を測定する検査です。「手がかり再生」および「時間の見当識」という2項目について記入するテストです。

「手がかり再生」は記憶力を試すテストで、一定のイラストを記憶してから、関係のない課題に取り組み、そのあとイラストを思い出します。一方、「時間の見当識」は時間感覚に関するテストで、検査時の年月日、曜日、時間などを用紙に記入します。

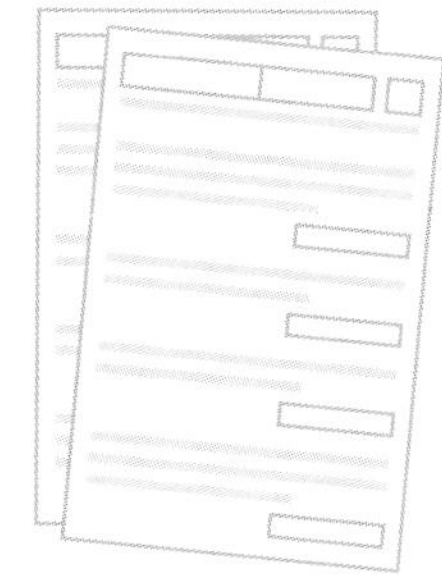

ソワソワ期 05

実行機能障害

母が毎日市販の弁当で食事をすませていた 問いただすと「面倒だから」と答えた理由は？

・・・ 本人はどう思っている？ ・・・

料理をするのが面倒！ 一人だし簡単にすませよう

料理が下手になったので
できればパスしたい

↓

今日もひとりで食事だから
お弁当だけでいいかな

↓

料理をしなくていいので簡単

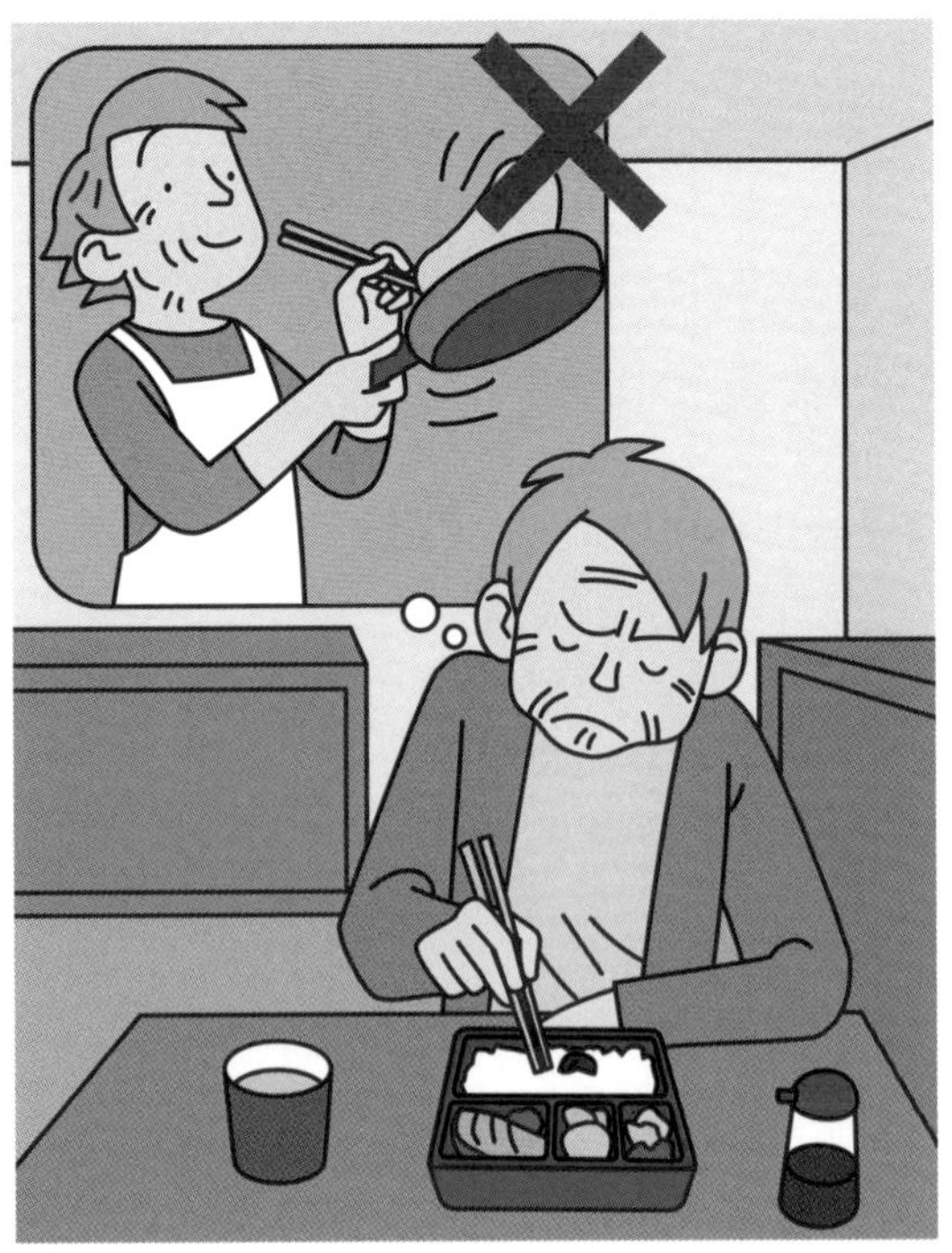

実家に帰ったときに「ちゃんと料理しなよ！」ととがめる

認知症によって料理の腕が落ちるのは、実行機能障害や嗅覚の低下が原因です。これは、計画的な行動が困難になる症状なので、料理のように手順や段取りが大切な作業ができなくなるのです。本人をとがめても料理の腕が元に戻ることはありません。

これもNG

- 同居の場合、家族が料理を作ってあげる(料理をさせない)。
- 本人に料理をさせないために、宅配サービスを利用してもらう。

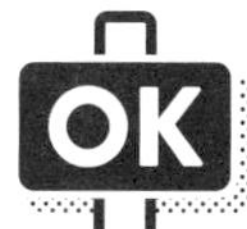

いっしょに買い物に行き、親子で相談しながら料理を作る

認知症によって料理の手順がわからなくなっている場合は、いっしょに調理してみましょう。「私は野菜を切るから、お母さんはダシをとって」と具体的に頼むことで、料理の手順がわからなくても作業を分担できます。料理をさせないようにすると、症状が悪化してしまいます。

これもグッド

- 同居の場合、みそ汁、煮物などの担当を決めてまかせる。
- 家族が定期的に食材を用意して、簡単な調理の方法を教える。

料理の段取りができなくなったら実行機能障害を疑う

認知症の中核症状である**実行機能障害**が進行すると、うまく料理ができなくなります。調理の手順を分解して、**段取りを組み立てることができなくなる**のです。一般的にアルツハイマー型認知症によく見られる症状です。

人間はある行動をとるとき、目標の設定、計画の立案、計画の実行、行動の模索などのプロセスを無意識に繰り返します。料理では、このプロセスがわかりやすいため、認知症を発見するきっかけになりやすいのです。

具体的には以下のような兆候が現れます。

- 料理の味が落ちる。
- 料理の味つけが変わる（味が濃くなる）。
- 献立が単調になる（同じ献立を繰り返す）。

特にアルツハイマー型認知症やレビー小体型認知症では、嗅覚の機能が低下することが多く、それが濃い味つけの原因と考えられています。

また、ひとり暮らしの高齢者のなかには、毎食、お惣菜やお弁当で簡単に食事をすませてしまう人がいます。自分では「やる気になれば料理なんて簡単」と思い込んでいる人がいますが、本当にそうでしょうか。

本人が思い込んでいるだけで、実際は料理ができなくなっているケースもあります。

もし、同居していない場合は、いっしょに料理を作って、昔に比べて手際が悪くなっていないかどうかを確かめておきましょう。

孤食が続くと、認知症のリスクが高まることが指摘されています。食事の内容も貧弱になり、食事の内容も減少して低栄養状態におちいり、フレイルが進行してしまいます。

高齢者の孤食を防ぐために地域の支援を受けることも考えましょう。認知症を予防するためにも、外で食事を楽しむことができる場所を探したり、だれかといっしょに食事をする機会を設けたりすることが大切です。

サポートのヒント 「いつも孤食」にならないよう家族でサポートしよう

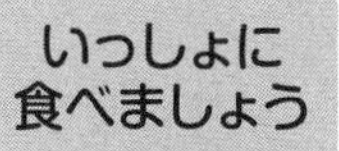

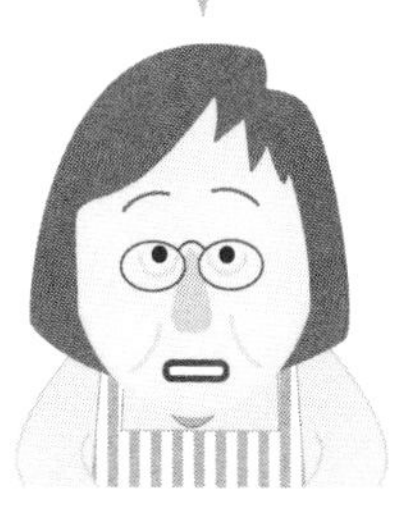

独居老人の孤食にまつわる問題として、同じものばかり食べる「ばっかり食べ」、栄養がかたよるために起こる「栄養失調」、食べる楽しみがなくなることが原因の「食欲不振」などが指摘されています。

高齢者の孤食は認知症だけではなく、うつ病の原因となるという説もあります。もし、家庭の事情で同居が難しい場合も、ときどき訪問していっしょに料理を作る、自宅に招待して皆でいっしょに食事をする機会を増やしましょう。

ソワソワ期 06

加齢性難聴

何度話しかけても答えてくれない！ おしゃべりが好きだったのに、どうしたの？

・・・ 本人はどう思っている？ ・・・

小さい音が聞こえにくい 耳が遠くなったのかな？

話しかけられても
聞こえないことがある

大きな声を出してほしいが
聞こえないことを知られたくない

話をするのは面倒だ

……
お父さん！
お父さん！
あれっ
聞こえて
ないのかな？

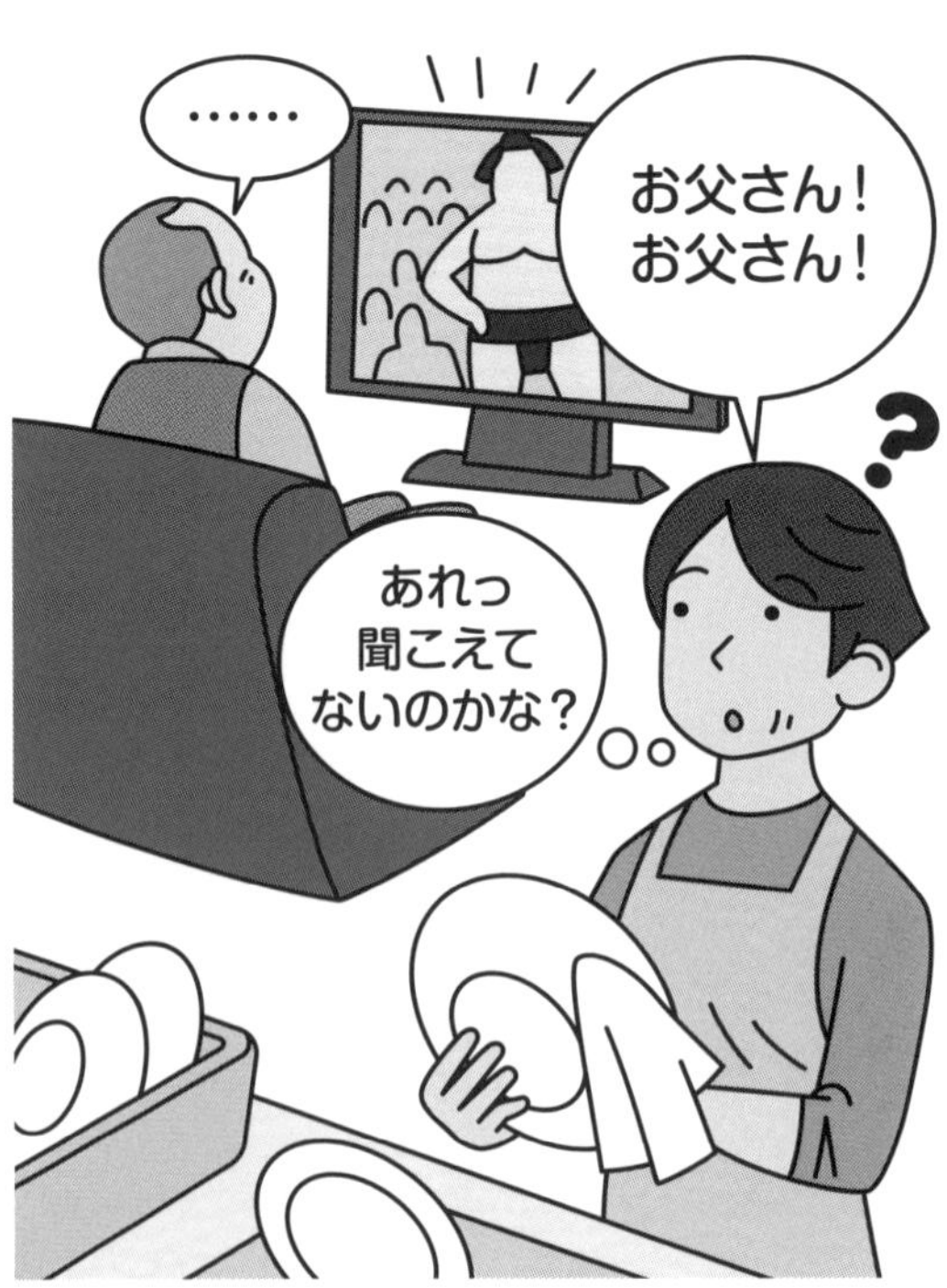

イライラして「聞こえてないの？」と言い、大きな声でもう一度声をかける

加齢が原因で起きる加齢性難聴の場合、大声で話しかけても問題は解決しません。それでも、聞こえたり聞こえなかったりするため、本人にも周囲の人にもストレスが溜まります。会話がおっくうになり、お互いにコミュニケーションを避けてしまうようになってしまいます。

これもNG

- 面倒、時間がないなどの理由で会話をあきらめてしまう。
- 「年をとれば耳が遠くなるのは当たり前」と考えて放置する。

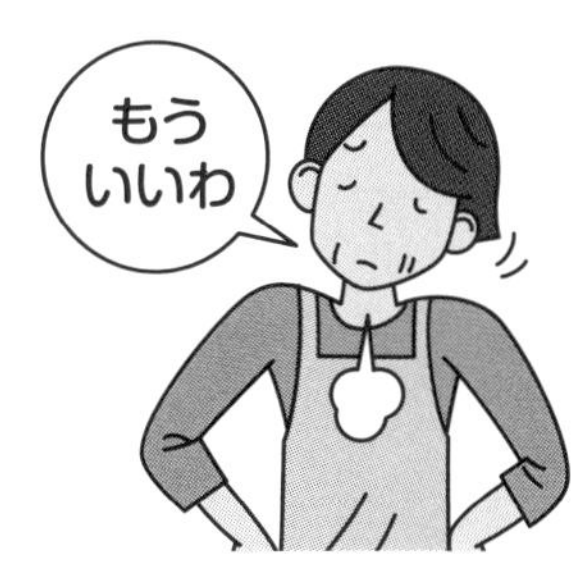

「最近の補聴器は目立たないよ」「相談してみようよ」とやさしく説得する

加齢性難聴を放置していると認知症のリスクが高まります。もっともよい対応は補聴器を使用してよく聞こえるようにすること。本人を説得して、早めに耳鼻咽喉科の医師に相談しましょう。音声が聞き取れれば、以前のように活発に会話ができるようになります。

これもグッド

- 補聴器のカタログを取り寄せ、本人と相談してみる。
- 「耳が遠いだけだから、まだまだ大丈夫」と励ます。

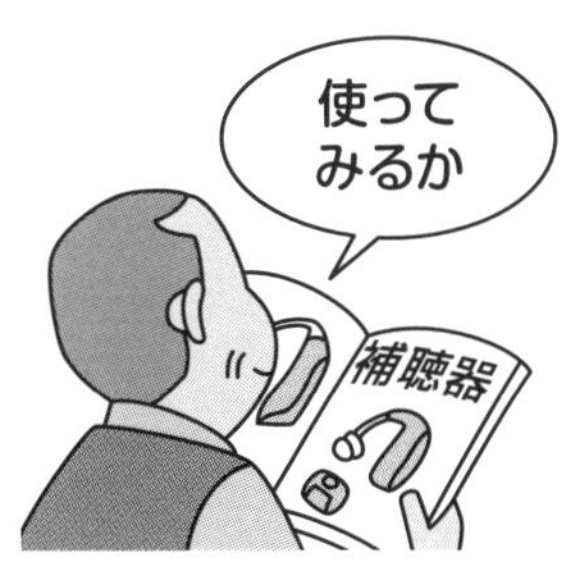

補聴器を使用するだけで認知症のリスクを軽減できる

加齢による難聴を「加齢性難聴」と呼びます。年齢を重ねることで、音を感知したり、増幅したりする機能が衰えるからです。

加齢性難聴によって聴力が低下すると、相手の声や話の内容が聞き取りにくくなります。よく聞き取れないので、会話がおっくうになり、黙り込んでしまうのです。

周囲の人も大声を出したり繰り返し話しかけたりする必要があるため、次第に会話をあきらめるようになってしまい、社会的に孤立してしまいます。

同時に、テレビのニュースが聞き取れない、テレビドラマの内容が理解できないなどの現象が目立つようになります。

また、耳が遠いことで周囲に負担をかけていることを本人が自覚すると、近所のおつきあいを敬遠したり、外出を控えたりするようになります。さらに、そのことが不安・焦燥、うつ、認知機能の低下を助長することになる可能性もあるのです。

ですから、「年をとれば耳が遠くなるのは当たり前」と放置せず、早めに医師に相談することをおすすめします。

家族やサポートする立場の人が「耳が聴こえていないようだ」と判断できるなら、まずは耳鼻咽喉科で聴力検査を受けるように提案しましょう。高齢者の場合、難聴の原因が「耳垢」というケースもあります。

診察の結果、実際に加齢性難聴であることが判明したら、補聴器の利用を検討したほうがよいでしょう。

聞こえにくい状態が続いていると、脳がその状態に慣れているため、補聴器に慣れるまで時間がかかる場合がありますが、その後は快適に暮らせるようになります。

最近の研究では、加齢性難聴が認知症のリスクを高めることが指摘されています。つまり、**補聴器を早めに使用すること**が、認知症の予防につながる可能性があるのです。

サポートのヒント 加齢性難聴に適した補聴器とはどんなタイプ？

加齢性難聴には補聴器が有効です。最近の補聴器は周囲の雑音を低減する機能や、音質を調整する機能などが付属しています。

補聴器は、耳の中に入れて使用するカナル型、カナル型よりも小型のインナー型、話し手の音声を外付けのマイクで拾うリモートマイク型などがあります。どのタイプが適しているかは耳の形や症状によって異なるので、医師に相談してみましょう。オーダーメイドの補聴器が適している場合もあります。

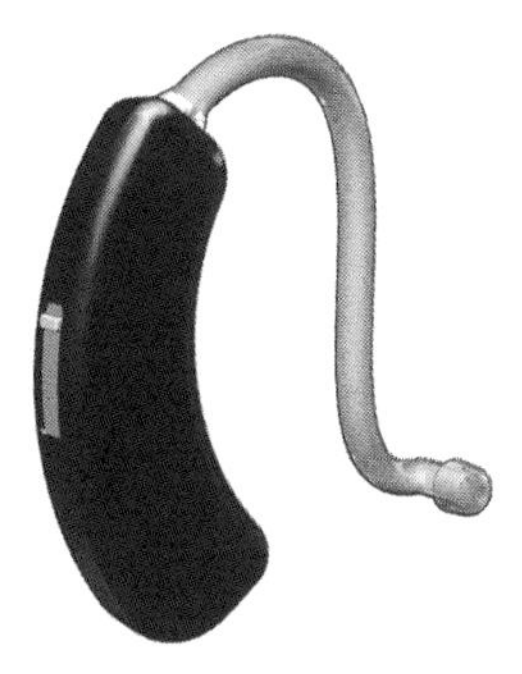

忘れているのに忘れていないふりをする！認知症初期の「取り繕(つくろ)い反応」とは？

認知症の疑いがある人に「今日は何月何日ですか？」と聞くと、「急に聞かれても困ります」「今朝は新聞を見てこなかったので、ちょっと……」などと答える人がいます。

このように、思い出せないことを素直に認めず、さまざまな理屈をこねて認めない反応を「取り繕い反応」と言います。

また、「だれが炊事を担当していますか？」と尋ねると、（実際には娘に炊事をまかせているのに）、「はい、私が毎日食事をつくっています」とウソをつくこともあります。これは「作

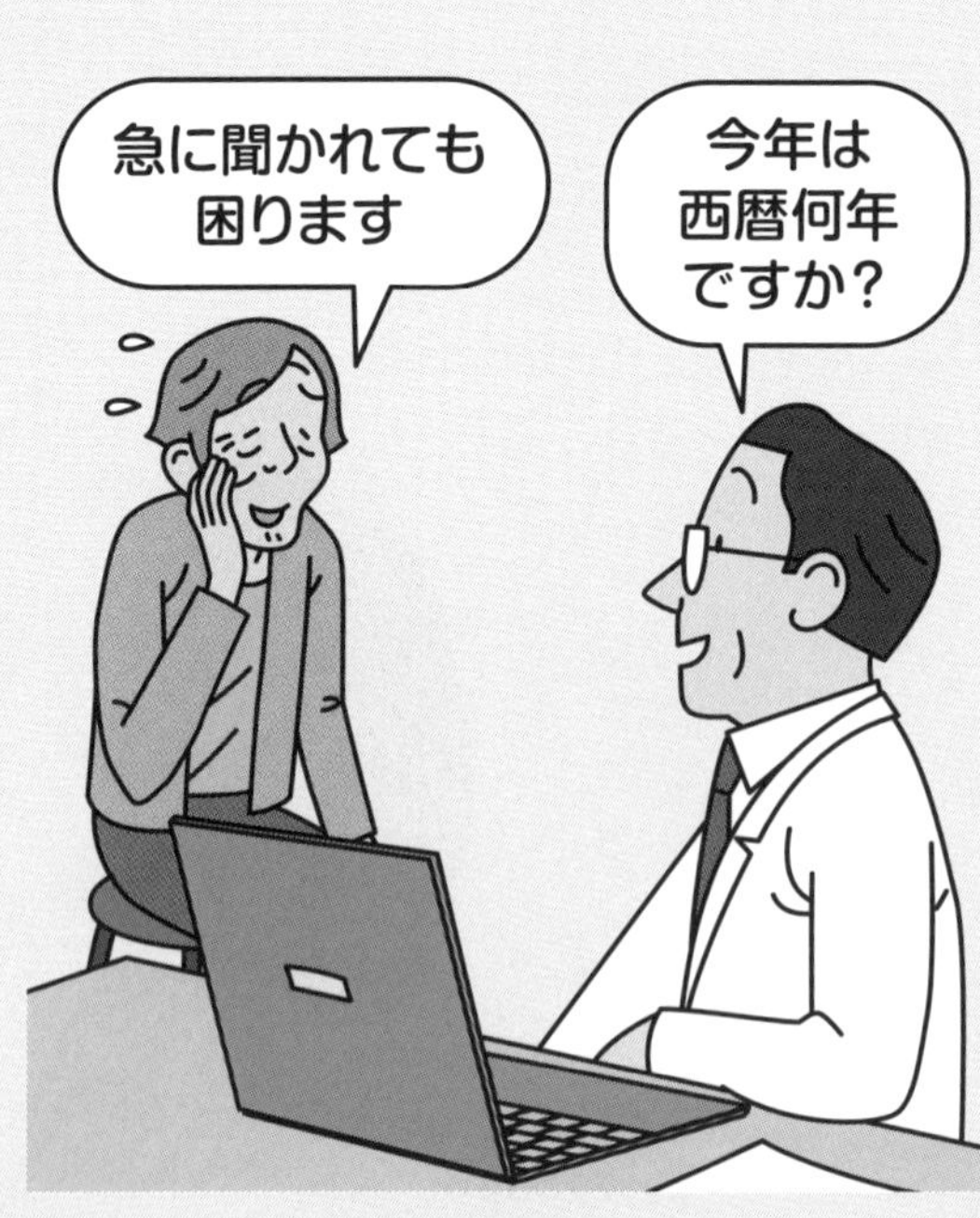

話」と呼ばれています。

記憶障害のある人、特に初期のアルツハイマー型認知症の人によく見られるのが、この取り繕い反応や作話です。思い出せないだけではなく、その場で答えをごまかしたり、事実とはまったく異なることを話したりします。

この取り繕い反応の問題点は、周囲の家族が症状に気づくのが遅れるという点です。本人の言葉を信じてしまうことで、認知症の発見が遅れてしまうのです。

ほかの具体例をあげてみましょう。

70代のおじいさんが散歩から帰ったとき、洗ってある洗濯物がかごに詰まった状態のまま放置してあることに気づきました。そこで、同年代のおばあさんに「どうして干さないの？」と尋ねました。

すると、おばあさんは「Aさん（義理の娘）にベランダに出るのは危ない。干すのは私にまかせてと言われた」と説明しました。

話のつじつまは合っています。しかし、実際にAさんに確認したところ、「私はそんなことを言っていない」と否定しました。

このとき、おばあさんは、洗濯をしたことを完全に忘れていました。

おじいさんに指摘されてハッと気づきましたが、忘れていたことを知られたくないので、その場であわてて取り繕ったのです。

ほかにも、こんな取り繕い反応があります。

質問「今日は何曜日ですか？（正解は火曜日）」

本人「日曜日です。年寄りは毎日が日曜日ですから」

質問「明日は選挙の投票日ですよね？」

本人「そうでしたか。今日はまだ新聞を読んでいないので」

質問「（本人が巨人ファンだと言うので）巨人の監督はだれですか？」

本人「いや、今シーズンはあまり野球を見ていないので……」

認知症初期の取り繕い反応は、「わからない」「忘れた」と明確には言わないことが特徴です。このような取り繕い反応が頻繁に起こると、周囲の家族はストレスを感じてしまいます。本人の理解力や診断力に大きなほころびはなく、話し方もしっかりしているため、「はぐらかされた」「ごまかされた」などと受け取ってしまうでしょう。作話に対しては「だまされた」「ウソばかり言う」と不信感がめばえることもあるでしょう。

本人に悪意はありません。だれかを困らせたり怒らせたりするつもりもありません。自分でもうすうす感づいているものの認知症であることを認めたくない、家族や知人に対するプライドを保ちたいという気持ちが働いているのです。

そのため、本人の気持ちを察してあげることが何よりも大切です。強い口調で矛盾を指摘したりウソを非難したりするのはやめましょう。

一方で、家族が過度にフォローしすぎるのも考えものです。本人が話をしているとき、「ほら、あれ、あれだよ」と助けを求めてきたとき、状況を察知して答えてあげることで、喚語困難（固有名詞が出てこない症状）を発見できなくなります。

また、この取り繕いは「物忘れ」と呼ばれる症状全般に見られる反応です。忘れ物が多くなる記憶障害、調理の手順を忘れてしまう実行機能障害、蛇口の閉め忘れや照明の消し忘れが多くなる全般的注意障害なども取り繕い反応の対象となります。医師に相談するときは、ふだんどんな物忘れが多いかを具体的に説明できるようにしておきましょう。

認知症は早めに治療を受けることが進行の予防や症状の改善につながります。そばにいる家族が冷静に取り繕い反応のトラップをかいくぐって、早期発見の手助けをしてあげてください。

Column

深掘りポイント

認知症デイサービスの利用条件を調べておこう

デイサービスは要介護（要支援）認定を受けた方が対象です。要介護状態になっても自宅でできるだけ自立した生活を送るための機能訓練、食事や入浴などの世話を代行してくれます。

レクリエーション活動や散歩・散策の場を提供してくれる場合もあります。

一般的なデイサービスの場合、市区町村役場または地域包括支援センターに要介護認定の申請をする必要があります。申請後、約1か月後に認定結果が記載された介護保険証が届きます。認定結果が「要介護」ではなく「要支援」だった場合も、デイサービスは利用できますが、自治体によって利用回数に制限がある場合があるため、利用条件もふくめて確認しておくとよいでしょう。

また、認知症の症状が進行している場合は、認知症ケアに特化した認知症デイサービス（認知症対応型通所介護）を選択する方法もあります。

認知症デイサービスでは、日常生活に必要な動作のサポートなどを行い、本人が自立した生活を送れるよう支援しています。同時に、高齢者の社会的な孤立感を解消する活動を行っています。

認知症デイサービスを利用するための条件は以下のようになります。

- 「要介護」または「要支援」の介護認定を受けている。
- 医師から認知症の診断を受けている。
- 事業所と同じ市区町村に住んでいる。

さらに認知症デイサービスの場合は、サービス提供の内容ごとに定員が定められているので注意が必要です。早めに情報を収集しておきましょう。

第3章

ドキドキ期 みんながうなずく! 認知症あるある

認知症によって認知機能
(物事を正しく理解・判断して実行するための機能)が低下すると、
日常生活で困ったことが起こります。
多くの人に同じように見られる中核症状について解説します。

だれにでも起こる認知症の中核症状とは具体的にどんなものなの？

認知症の症状はおもに**中核症状と行動心理症状**（**ＢＰＳＤ**）に分かれます。中核症状は認知機能の低下によってだれにでも起こる共通の症状です。一方、行動心理症状は、その中核症状に環境、身体、心理などの要因が加わることで起こる周辺症状のことです。

ここでは認知症の中核症状について詳しく見ていきます。

❶ 記憶障害

加齢とともに記憶力が低下することで、だれにでも「物忘れ」が起こりますが、アルツハイマー型認知症の中核症状の場合は、その物忘れのレベルをはるかに超えた**近時記憶**（**数分前から数週間程度の記憶**）の障害が出ます。

具体的には、数時間前に食事をとったことを忘れる、昨日買い物に行ったことを忘れるなどの症状です。また、直近に会話したことを忘れてしまうため、何度も同じ質問を繰り

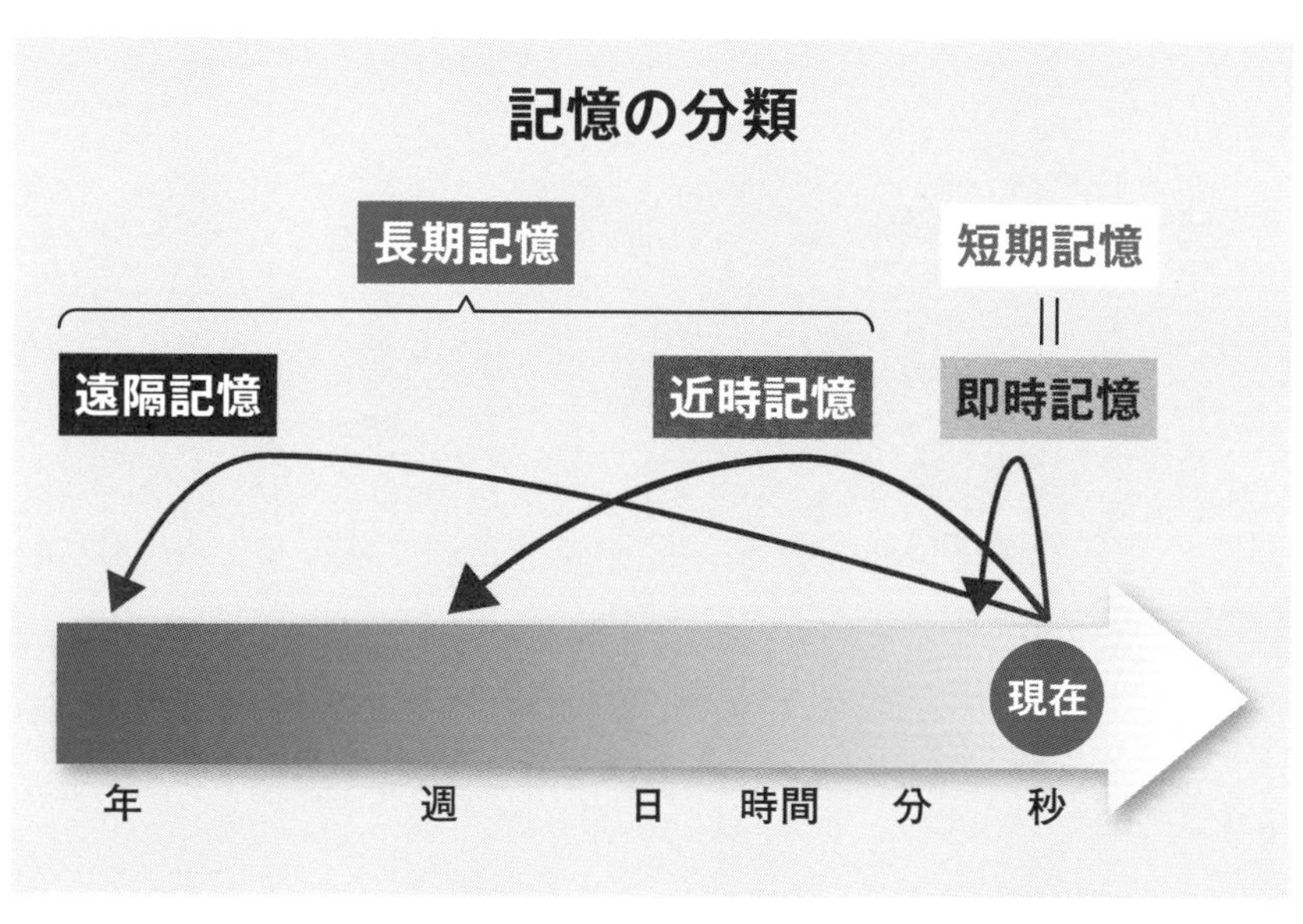

返すようになります。

一方、近時記憶よりも現時点に近い**即時記憶**は、脳のワーキングメモリーと呼ばれる領域に保持する直前の記憶です。たとえば、暗算をするときは、この即時記憶を使って過程を記憶しているのです。

アルツハイマー型認知症が少し進行すると、この即時記憶の障害も現れます。

一方、数年前または数十年前の昔の記憶（遠隔記憶）はアルツハイマー型認知症の人の場合も比較的長く保持されることが多いようです。

特に、若いときに自分ががんばっていたことや苦労をしたことに関する記憶はよく保たれると考えられています。

❷ 失見当識

見当識とは、時間、場所、人物などの状況

を正しく認識する能力のことで、失見当識とはこうした情報が不確実になることです。

認知症の初期は時間や季節がわからなくなり、次に場所、その次に人物に関する失見当識が起こることが多いようです。また、失見当識では情報の更新ができない状態になるため、自分の誕生日は言えても、（更新が必要な）自分の年齢が言えなくなるのです。

❸ 喚語困難

アルツハイマー型認知症によく見られる中核症状で、言いたい言葉がうまく出てこない状態を指します。

よく知っているはずの人名や固有名詞がどうしても思い出せなくなるため、本人ももどかしく感じます。この喚語困難は失語症（言語障害）の一種なので、通常の物忘れとは切り離して考える必要があります。

❹ 実行機能障害

アルツハイマー型認知症によく見られる症状で、おもに前頭葉の機能低下により起こります。人間は目標の設定、計画の立案、計画の実行などを無意識に行っています。実行機能障害が起こると、この**プロセスをうまく遂行できなく**なります。

具体的には、料理がうまくできない、リモコンやタイマーの操作ができない、自動販売機やATMを利用できない、複数の買い物を一度にすますことができない、などの症状になって現れます。

❺地誌的失見当

方向音痴になってしまうため、道に迷ってしまうような症状です。

一般的には、通い慣れている場所を正確に認識できなくなる**街並失認**、目印はわかっていても進む方向がわからなくなる**道順失念**などに分類されます。

また、道に迷う理由はほかにも考えられ、半側空間無視（片側、特に左側の空間を知覚できない症状）が起こっている、記憶障害によって道順や目的地を思い出せない、注意障害によって目印を見落としてしまうなどが原因となる場合もあります。

❻視空間認知障害

視力に問題がないにもかかわらず、人や物品を認識したり見つけたりする能力が失われることを指します。この症状は脳の右側に障害がある場合に起こりやすく、**半側空間無視**と言われることもあります。

また、きれいに並べたり積み上げたりできなくなってしまう**構成失行**と呼ばれる症状もあり、これが現れると積み木やジグソーパズルができなくなってしまいます。

昔の姿と比べて叱責するのではなく「今のままでいても大丈夫」と応援する

認知症は**今までできていたことができなくなる病気**です。本人が自分の意思でそのように演じているわけではありません。

そのことを頭ではわかっていても、実際に親が認知症になってしまうと、少なからず家族は**ショックを受けてしまいます。**立派だった父親、尊敬できた母親が昔では考えられないような行動をとる姿を見て、素直に受け入れることができないのです。

認知症の症状が進めば、ますます理不尽な行動をとるようになるので、現実を受け入れることができず、家族はイライラしたり怒ったりするようになります。実の子どもであれば、昔の姿を思い浮かべ、「あの厳しかった父が」「あの繊細な母が」と嘆きたくなるのも当然のことでしょう。

そんなときは、本人がどう感じているかを想像してみてください。

認知症の初期であれば、本人も「おかしいな」と感じています。同時に「自分はどうなってしまうのか？」という不安も抱えています。そんなとき、家族に頭ごなしに叱られたら、憤りを覚えてしまうはずです。

家族が助言したつもりで述べた言葉に対して、本人は「バカにされた」「叱られた」など**ネガティブな感情**として受け取り、それを記憶してしまうのです。

特に社会的地位が高かった人や家族の中心だった人が叱られると、プライドが傷ついてしまいます。

叱られてばかりいると「自分はダメだ」「もう生きていても仕方がない」と考え、社会的なかかわりを拒絶してしまう場合があります。家族の否定的な態度によって自信が失われ、気力がなえてしまう場合もあります。

自分に自信がなくなることで活動が抑制され、認知症が進行するリスクが高まります。「**行動する↓失敗する↓叱られる↓行動しなくなる↓認知機能が低下する**」という流れに乗ってしまうのは危険です。

認知症をサポートする家族は、本人の病状を受け入れたうえで、肯定することを心がけてください。できなかったことを叱責するのではなく、できたことだけをほめるようにするだけで、本人の気持ちが変化します。

昔のお父さん、昔のお母さんに戻そうとするのではなく、まだまだできることがたくさんある**現在の状態にとどまってくれるように**応援することが大切です。認知症になった家族と**長い間いっしょに暮らせること**を目標にしてください。

ドキドキ期 01

失計算

買い物をするときに、いつも一万円札で支払う 財布が小銭でいっぱいなのに、どうして？

・・・本人はどう思っている？・・・

近ごろ、簡単な計算がすぐにできなくなった

暗算ができないことを
他人にさとられたくない

大きいお札（1万円札）を出せば
お釣りは相手が計算してくれる

面倒だから任せてしまおう

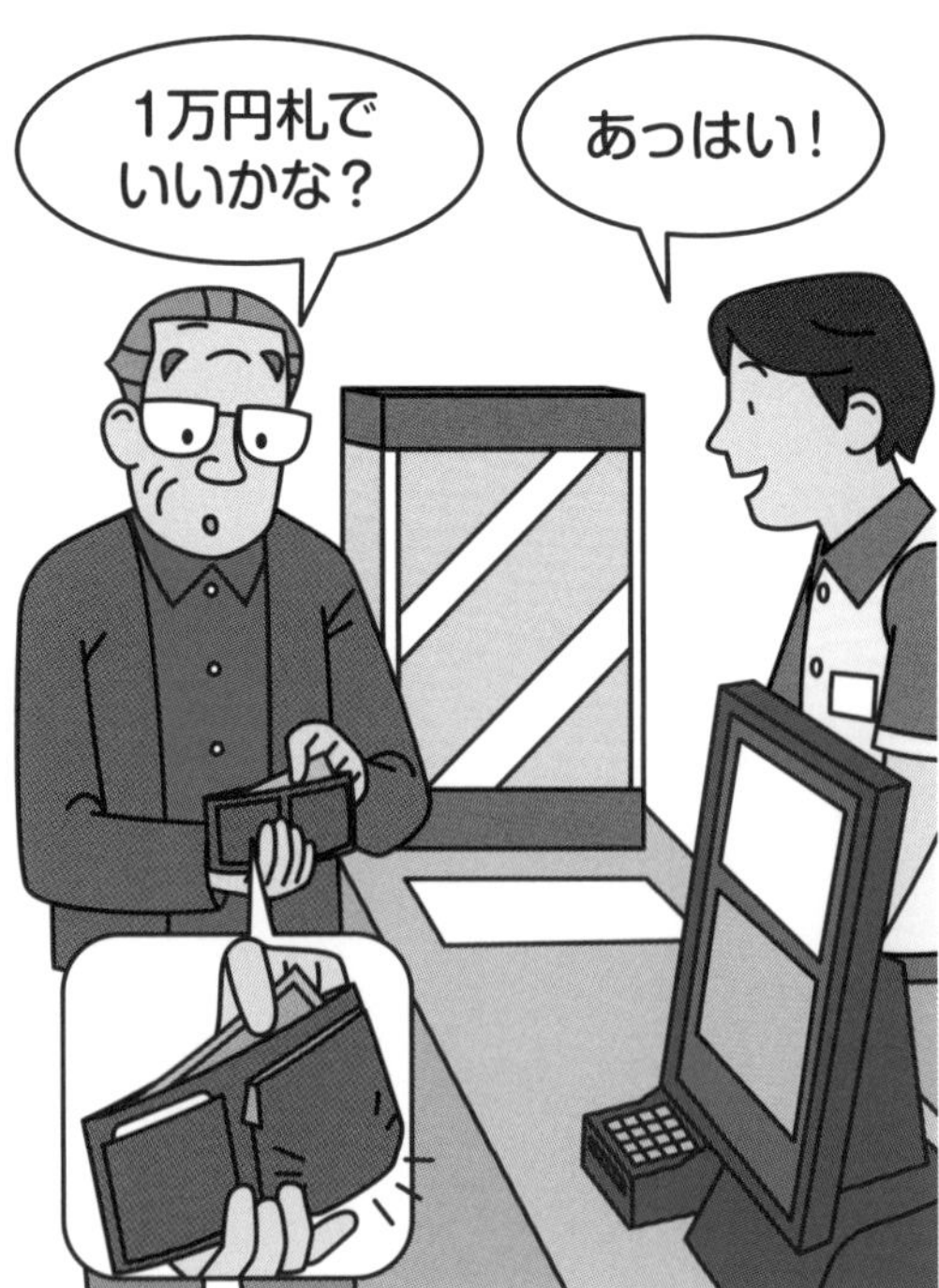

「計算ができなくなったの？」とその場で聞いてみる

日常生活のなかで簡単な計算ができなくなる「失計算」は認知症の中核症状の一つです。本人は、計算能力が低下していることをうすうす感づいているため、人前で恥をかかせるようなタイミングで尋ねるのはＮＧです。本人のプライドを傷つけてしまう可能性があります。

これもNG

- 「お金の管理は任せられない」と言って、財布を取り上げる。
- 「こんな計算もできないなんて、がっかり」と言ってバカにする。

こんな計算も
できないの！

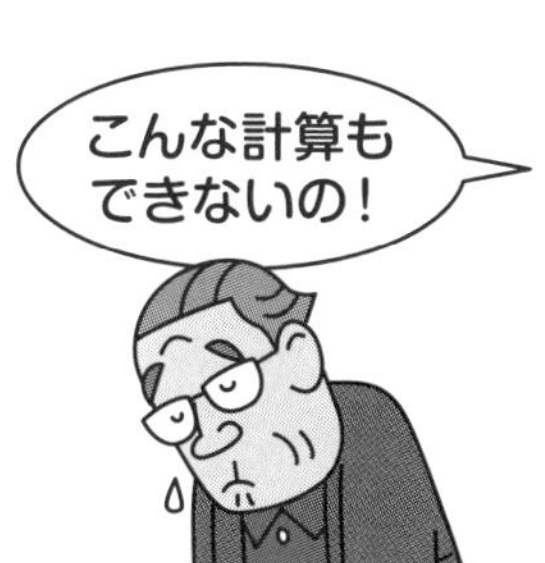

ほかにだれもいない場所をえらび、「計算が面倒なの？」と聞いてみる

失計算の疑いがある場合は、本人のプライドを傷つけないような配慮が必要です。質問も、「計算できないの？」ではなく、「計算がめんどうなの？」とあいまいな表現で尋ねます。本人が自覚している場合は、「大丈夫だから」と励まし、医師に相談することを提案します。

これもグッド

- レジで暗算しなくてもよいように、電子マネーの使い方を覚えてもらう。
- 脳のワーキングメモリを鍛えるため、ドリルやパズルに取り組むことを提案する。

よし！
やるぞ
計算問題

計算する力を鍛えるために日常生活で計算する機会を増やす

認知症によって前頭葉の機能が衰え、失計算の症状が見られるようになると、日常生活にも影響を及ぼします。レジで「お会計は1720円になります」と言われたとき、1720円を「千円札1枚＋五百円玉1枚＋百円玉2枚＋十円玉2枚」と分解して考えることができなくなるのです。

また、お札や硬貨の種類を即時に見分ける能力も低下しています。

ここでは、失計算のための簡単なトレーニングを紹介します。

計算力とは数字を使って計算する能力です。この計算力は算数の問題を解くだけではなく、日常生活のなかで買い物をしたり時間の配分を考えたりするときにも必要です。

ここで紹介している「失計算」は計算力が衰えるという症状で、認知症の中核症状の一つとされています。

計算力を司っているのは脳の「前頭葉」と呼ばれる部位です。前頭葉は、判断力や遂行力（物事を段取りよく実行する力）にも関係している大切な部分です。

- 小学校の算数（足し算・引き算）などの簡単なドリルを何度も解く。
- 自分で計算してぴったりのお金を用意してからレジで支払う。
- 散歩中に見かけた車のナンバーを暗記して、暗算で足し算をする。

一方、電子マネーの使い方をマスターしてもらうのも一つの方法です。レジで計算する必要のない電子決済に切り替えてしまえばよいのです。

もっともよくない対応は、**家族が「お金の管理」を取り上げてしまうこと**です。一人で買い物をさせないようにしてしまえば、計算する手間から解放されますが、失計算もふくめて認知症の症状は悪化してしまいます。

サポートのヒント 買い物を楽しむことを支援するスローショッピングとは？

認知症の人を対象にした「スローショッピング」という取り組みがあります。これは認知症の人をボランティアの人がアシストして、いっしょにゆっくり買い物を楽しむという試みです。

岩手県滝沢市にある「こんの神経内科・脳神経外科クリニック」の医師・紺野敏昭さんがはじめに提案し、東北地方のチェーン店スーパーマイヤの協力を得て2019年にスタートしました。現在、同様の取り組みは形を変えて全国各地に広がっています。

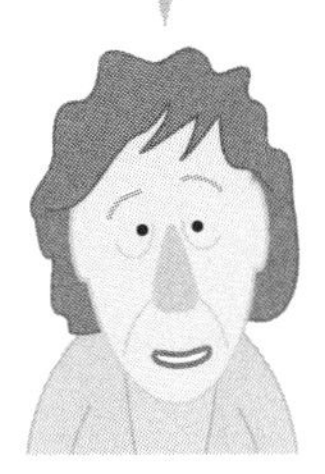

ドキドキ期 02

短期記憶障害

5分前に答えた質問を 5分後にもう一度聞いてきた！

・・・本人はどう思っている？・・・

そうそう、孫の結婚式って いつだったかしら？

いろいろ準備もあるから
息子に聞いてみよう！

（息子）ああ、結婚式ね
来週の日曜日だよ

孫の結婚式はいつだった？

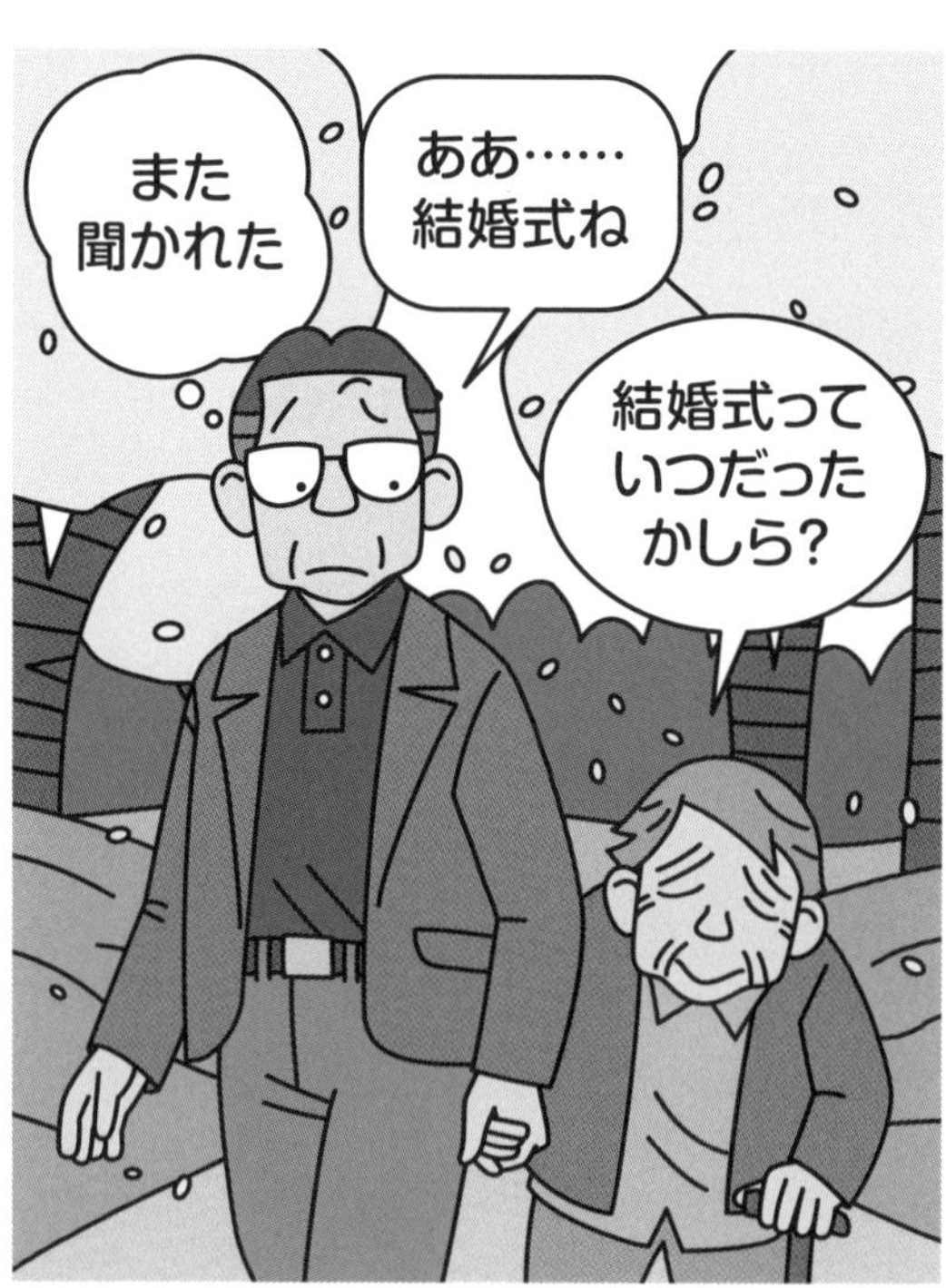

「日曜日だよ、来週の日曜日！」とイライラしながら答える

短期記憶障害の患者は、ほんの数十秒前の記憶を失くしてしまいます。答えを聞いたことを忘れているので、イライラしても仕方がありません。イライラや怒りなど、マイナスの感情だけが伝わってしまいます。「不当な扱いを受けている」と考えるようになるかもしれません。

これもNG

- 「もう話はおしまい！」とコミュニケーションを遮断してしまう。
- 「何度聞いたら覚えるんだ！」といらだちをあらわにする。

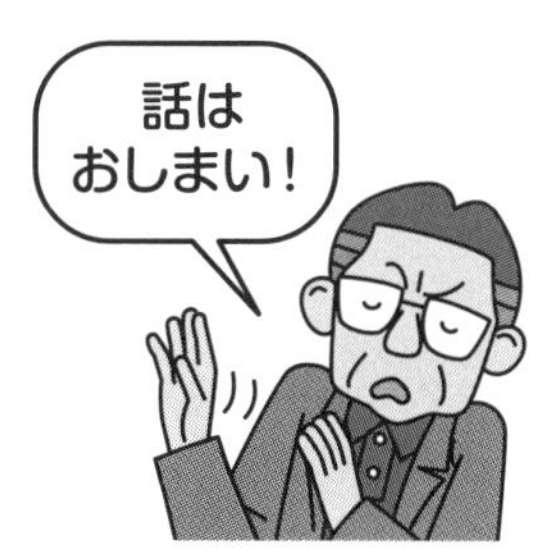

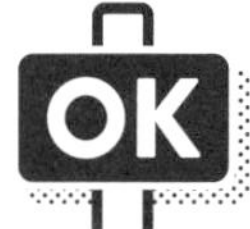

「結婚式は来週の日曜だよ」とやさしく答えて、メモを手渡す

本人は質問したことを忘れているので、ぞんざいに答えると、「冷たくされた」という印象を持たれてしまいます。同じことを聞かれても冷静に答えてください。メモを手渡すとき、「忘れたらこれを見てね」と言えば、（実際はメモを忘れてしまうにせよ）安心してもらえます。

これもグッド

- 一週間分のスケジュールをいっしょにカレンダーに記入し、見えるところに貼る。
- 簡単な脳トレ（パズルやクイズ）、折り紙、塗り絵などをすすめる。

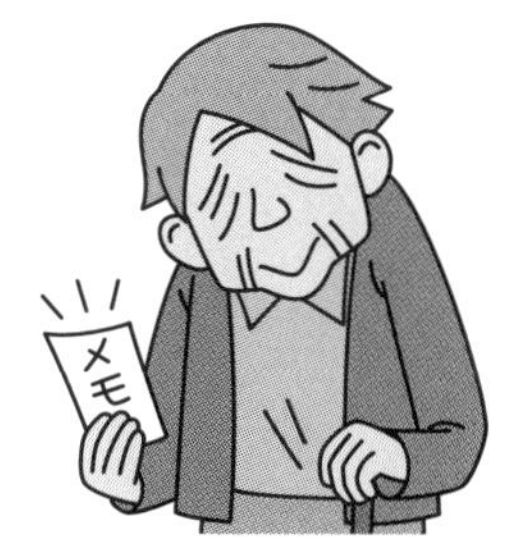

忘れてしまうことを前提にして暮らしやすい環境を整える努力をする

短期記憶とは数十秒から1分程度の記憶のことです。そのため、認知症による短期記憶障害（即時記憶障害）が起こると、直前の行動を忘れてしまうことが多くなります。会話の内容を忘れてしまうほかに、以下のような症状が見られます。

- 数分前の自分の言動を忘れ、同じ質問を何度も繰り返す。
- いつも探し物をしている。
- 電話をとったことを忘れる。

このような短期記憶障害は、近時記憶障害と同様に、本人に自覚がないため、厳しく指摘しても改善につながりません。

また、何度も忘れる経験をすることで、本人はどんどん不安になります。周囲が口裏を合わせてウソをついていると考えたり、あせる気持ちから怒りっぽくなったりする人もいるのです。

サポートする場合は、物忘れを明るく受け止め、忘れても困らないような環境を整えるように努力しましょう。具体的には、以下のような工夫が有効です。

- 一日のスケジュールを組む。
- カレンダーに予定を記入する。
- 外出するときに必要なものを、一か所にまとめて置いておく。

短期記憶障害の人は新しいことを覚えるのが苦手です。環境が変わり、新しいことを覚える必要があるときは、一つずつ確実に覚える、繰り返し練習するなどを心がけ、本人と相談しながらよい方法を見つけます。

この短期記憶障害に限らず、認知症の患者は変化や新しいことを嫌う傾向があります。できなくなったことを受け止め、本人がストレスを感じないように配慮してあげましょう。

サポートのヒント 新しい家に引っ越しをするときは新しい環境に慣れるまで見守る

高齢者は引っ越しが苦手です。特に即時記憶障害と実行機能障害があると、新しい環境に慣れるまでは大きなストレスがかかります。引っ越しが終わったあと、新しい環境になじめるまで、密にコミュニケーションをとり、不便なことや困っていることをそのつどサポートします。

また、同居しない場合は積極的に外に出かけるきっかけをつくることも大切。シニアサークルやスポーツクラブへの参加を提案し、地域社会のなかで孤立しないように見守ります。

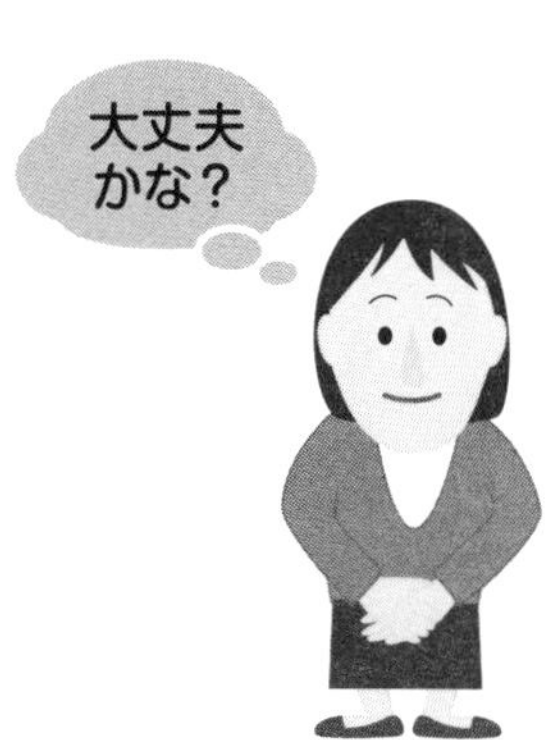

ドキドキ期

視空間
認知障害

つまずくのは足元がおぼつかないから？
本人は「大丈夫」と言うけれど……

・・・本人はどう思っている？・・・

最近よくつまずくのは足が弱くなったから？

自分では「全部見えている」
と思い込んでいる

左側にある物に
注意を払うことができない

つまずいて転んでしまう

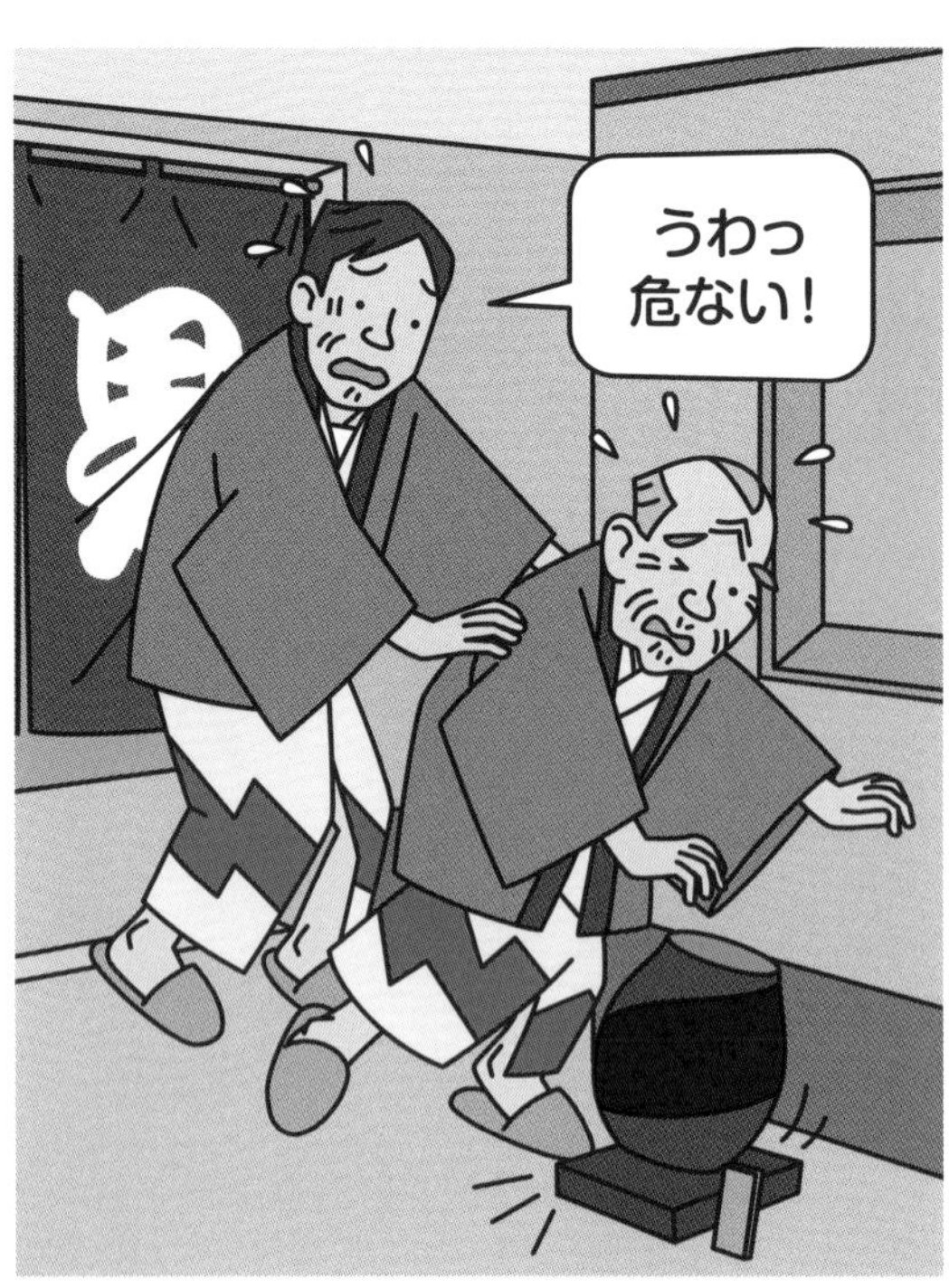

「ぼんやりしているから！」と決めつけ「足元をよく見て」と強い口調で注意する

見えているはずの物を見つけられなくなるのが、視空間認知障害と呼ばれる症状です。視覚的には見えていても、脳の障害により、見えていることを認識できなくなっているのです。そのため、「ぼんやりしないで」「よく見て」などと、注意を喚起しても意味がありません。

これもNG

- 行動を制限して、一人で出歩かないようにしてもらう。
- つまずかないように、杖を購入して携帯してもらう。

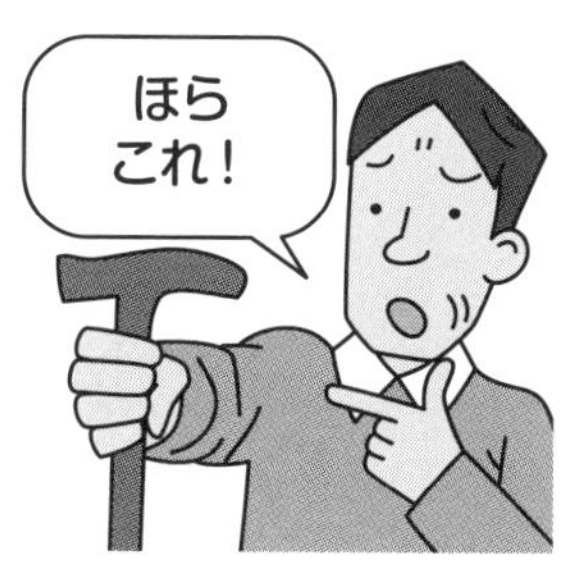

知らない場所を歩くときは横につくようにして転倒にそなえる

視空間認知障害では周囲の物品を見つけることが困難になるため、物にぶつかったりつまずいたりすることが多くなります。「見えているのに気づかない」という状態なので、サポートするときは本人の横を歩くようにして、転倒しそうになったときに体を支えます。

これもグッド

- 本人の前を歩いて、障害物になりそうな物を避けるようにガイドする。
- 家にあるぶつかったりつまずいたりしそうな物を、あらかじめ片づけておく。

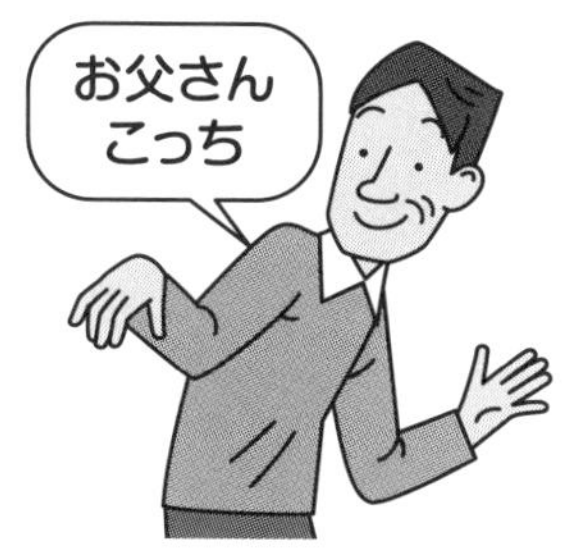

物品を認知できなくなることで日常生活のリスクがぐっと高まる！

視空間認知障害はアルツハイマー型認知症でよく認められる症状です。また、レビー小体型認知症などが原因となることもあります。また、脳梗塞や脳出血などによって視空間認知障害が起こることもあるので、自己判断をせず、医師の診断を仰ぎましょう。

視空間認知障害の代表的な症状は次のようなものです。

- 目の前にあるものを見落とす。
- 物をきちんと並べることができない。
- 図形を描くことが苦手になる。
- 自分で着替えができなくなる。

これらの症状が顕著になると、日常生活においてさまざまな困難が生じます。

物にぶつかったりつまずいたりしてケガをするかもしれません。テーブルの上にある物を見落とす可能性もあります。料理や洗濯、着替えができなくなれば、ひとり暮らしは難しくなるでしょう。

視空間認知障害に対する特定の治療法はあ

りませんが、個々の症状に応じて、理学療法や作業療法などのリハビリテーションが役立つ可能性があるので、医師に相談してみましょう。

また、アルツハイマー型認知症が原因の場合、「危ないから」という理由で行動を制限してしまうと、逆に症状が進行してしまう恐れがあります。何ができて何ができないかをきちんと見極め、できないことに対してサポートすると考えることが大切です。

物品を整理して見つけやすくする、図や写真を用意して道具を使いやすくするなど、個人の症状に合わせた工夫をすることもおすすめできます。

医師やケアマネージャーと相談して、必要なプランを立ててみましょう。

サポートのヒント 脳が障害される部位が変われば認知症の症状も変わる

大脳半球は左右に分かれており、左脳は論理的な分析や言語に関する機能、右脳は直感的に把握する機能を司っています。そのため、障害される脳の部位によって認知症の症状の現れ方が変わります。

たとえば、左脳の頭頂部が障害されると、計算や読み書きが困難になります。左脳の側頭葉が障害されると、言葉の意味や話の内容を理解できなくなります。一方、右脳の頭頂葉が障害されると、向かって左側の空間にある物に対して注意を払えなくなります（半側空間無視）。

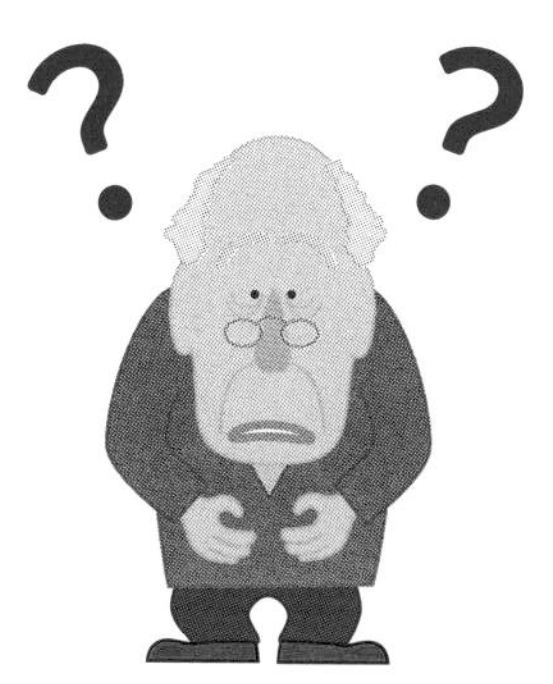

ドキドキ期 04

注意障害

ひさびさに実家に帰ったら、びっくり！どうしてそんな汚れた服を着ているの？

・・・本人はどう思っている？・・・

服をえらぶのが「めんどう」と感じている

今日はどんな服を着ればいいかしら？

毎日服をえらぶなんて面倒だわ

昨日と同じ服でいいわ

あら
お帰り……
どうしたの
お母さん
ボロボロの
服を着ても
平気なの？

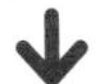

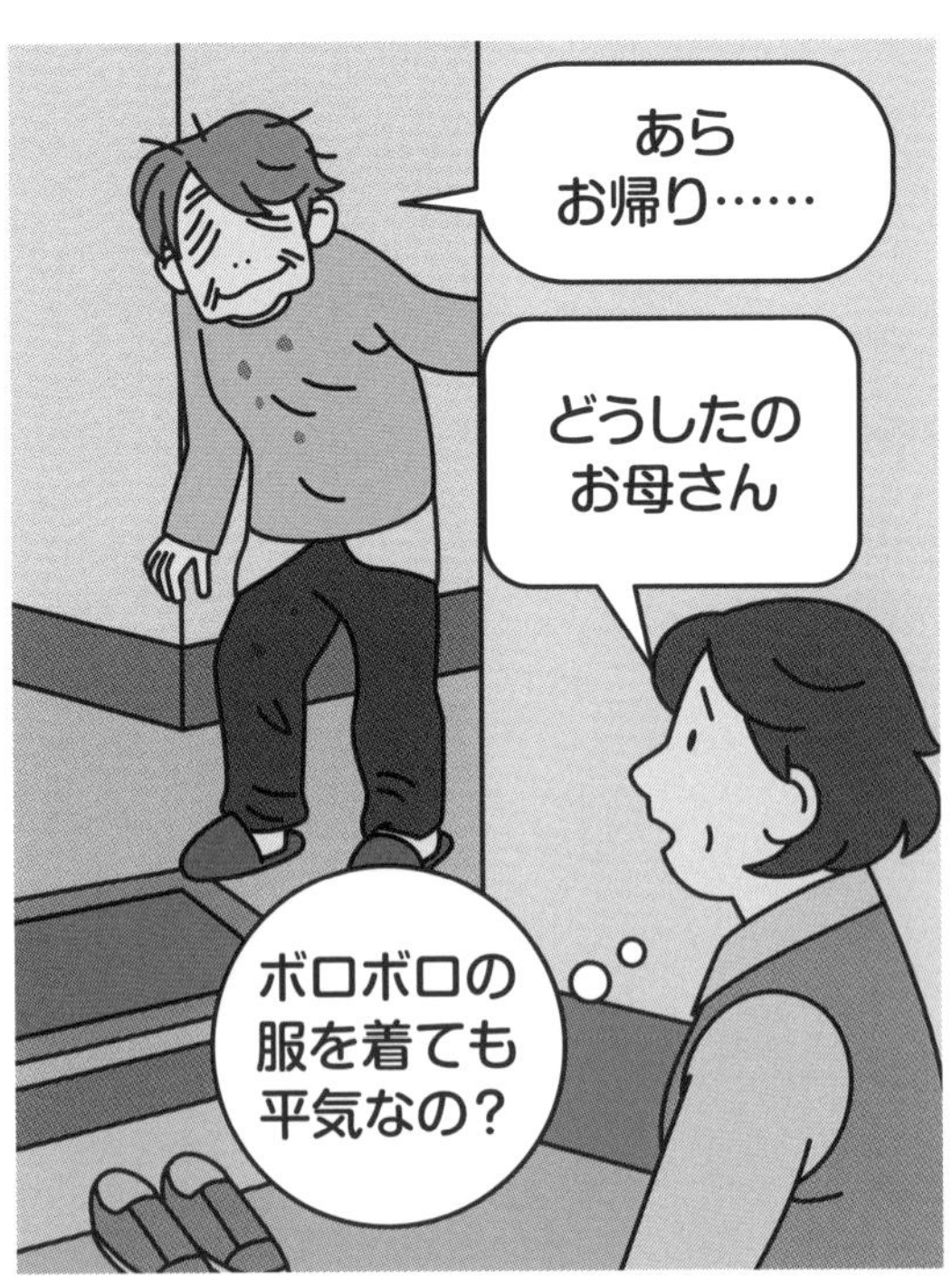

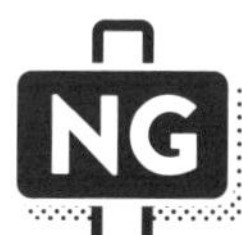

「そんな服、みっともないからやめて！」となかば強制的に着替えさせる

認知症の人は自分の服装に無頓着になります。毎日同じ服でも平気で、部屋着やパジャマのまま外出してしまいます。一見すると「ずぼらになっただけ」と思えますが、実際には認知症の中核症状なので、強く注意したり不平不満を述べたりしても改善されることはありません。

これもNG

- 「そんな服装では私が恥ずかしい」「世間体が悪い」と不平を言う。
- 新しい服を買ってきて、古い服をすべて捨ててしまう。

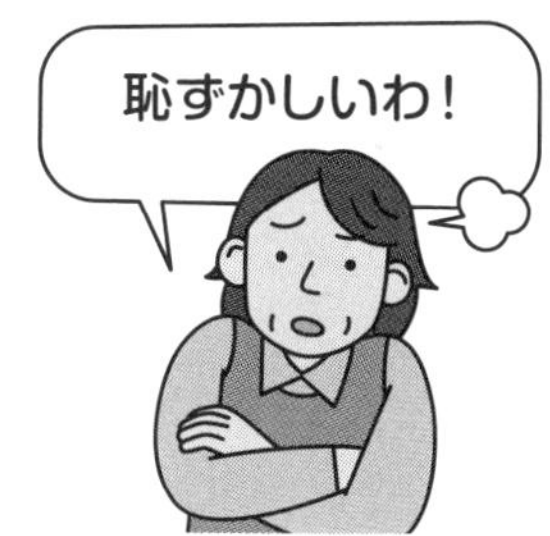

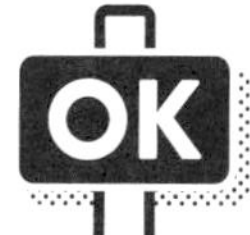

お母さん、服をえらんであげる！いっしょに着替えましょう

認知症により整容（身なりを整えること）に無頓着になる場合があります。認知症による注意障害の一種なので、周囲のサポートが必要になります。服を選んであげる、身だしなみを整えてあげるなど、具体的にサポートすることで本人も安心できます。批判するのではなく、行動で示しましょう。

これもグッド

- いっしょに美容院に行ったり、化粧を手伝ったりする。
- ショッピングに行き、洋服を購入。一週間のコーディネートを考えてあげる。

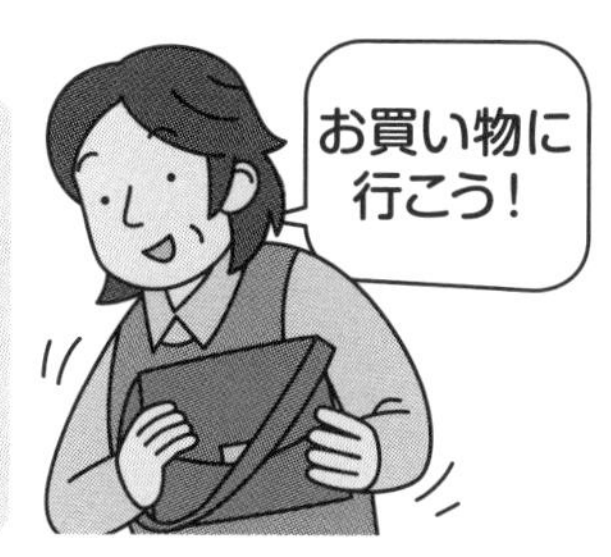

服選びをサポートするだけで本人の気持ちが楽になる

実家に帰ったとき、久しぶりに会った母親（または父親）の服装が極端に乱れていたら、この注意障害を疑ってみましょう。お風呂に入ることがおっくうになることも多いため、服が汚れている場合もあります。

おしゃれな人とそうではない人では個人差があるので、以前に比べて整容に無頓着になっているかどうかを冷静に見極めましょう。

また、この症状がある人をサポートするときは、以下に注意しましょう。

認知症による注意障害は、脳の障害によって起こります。脳の機能が低下することで、物事を正確に認識することが難しくなっているのです。

ここで紹介した**症状は注意障害**で、脳の機能が低下することで、服に対する興味がなくなったり、服を選ぶことが難しくなったりします。

また、周囲の状況に対して無頓着になるため、部屋着やパジャマ姿のまま外出してしまうこともあります。

- 洋服の色や柄を減らす。
- 着やすい服をえらぶ。
- 洋服をえらぶ時間帯を決める。
- デイサービスを利用して入浴し、清潔な服に着替えてもらう。

家族が着脱しやすい服をえらび、選択肢を限定してあげるだけで、本人は気持ちが楽になります。本人が感じている「めんどう」や「おっくう」を取り除くような気持ちでサポートしましょう。

親の身だしなみが整っていないと、子は世間体や体裁を気にしてしまいます。

そんなときに、「恥ずかしい！」と一方的に叱責するのではなく、認知症のためにえらべなくなっている可能性があることを頭に入れておきましょう。

サポートのヒント　注意障害による物忘れと年齢による物忘れの違いは？

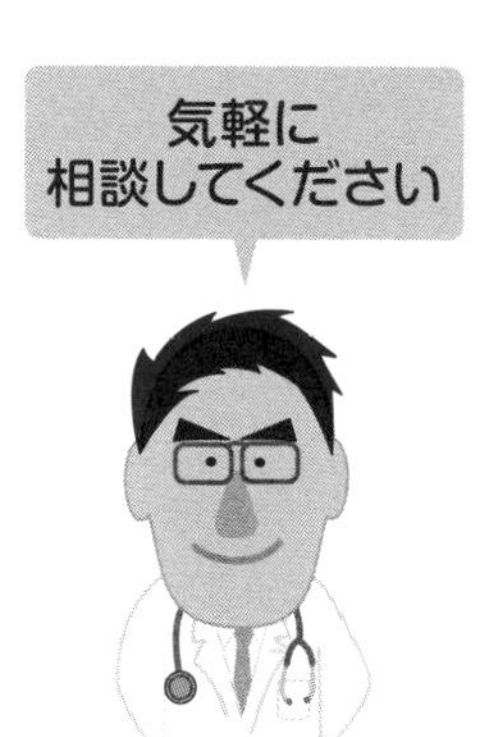

注意障害の代表的な症状として、「物忘れ」もよく見られます。年をとればどんな人でも物忘れをすることが増えますが、注意障害の場合、日常生活のなかで大切な情報を忘れることが多いようです。

財布や鍵を頻繁になくす、家電製品の電源を切り忘れる、人と会う約束を忘れるなどのミスが頻繁に起こるようになったら、認知症を疑います。判断に迷うときは、物忘れ専門外来や自治体の認知症相談窓口を利用しましょう。

05

見当識障害

父のお見舞いに行ったときに事件が発生
自分や孫の存在を忘れてしまった！

・・・本人はどう思っている？・・・

息子や孫の姿を見ても知らない人に見える

あれっ、だれかな？
知らない人が訪ねてきた

お見舞いに来てくれたので
あいさつしてみよう

どなた様でしたっけ？

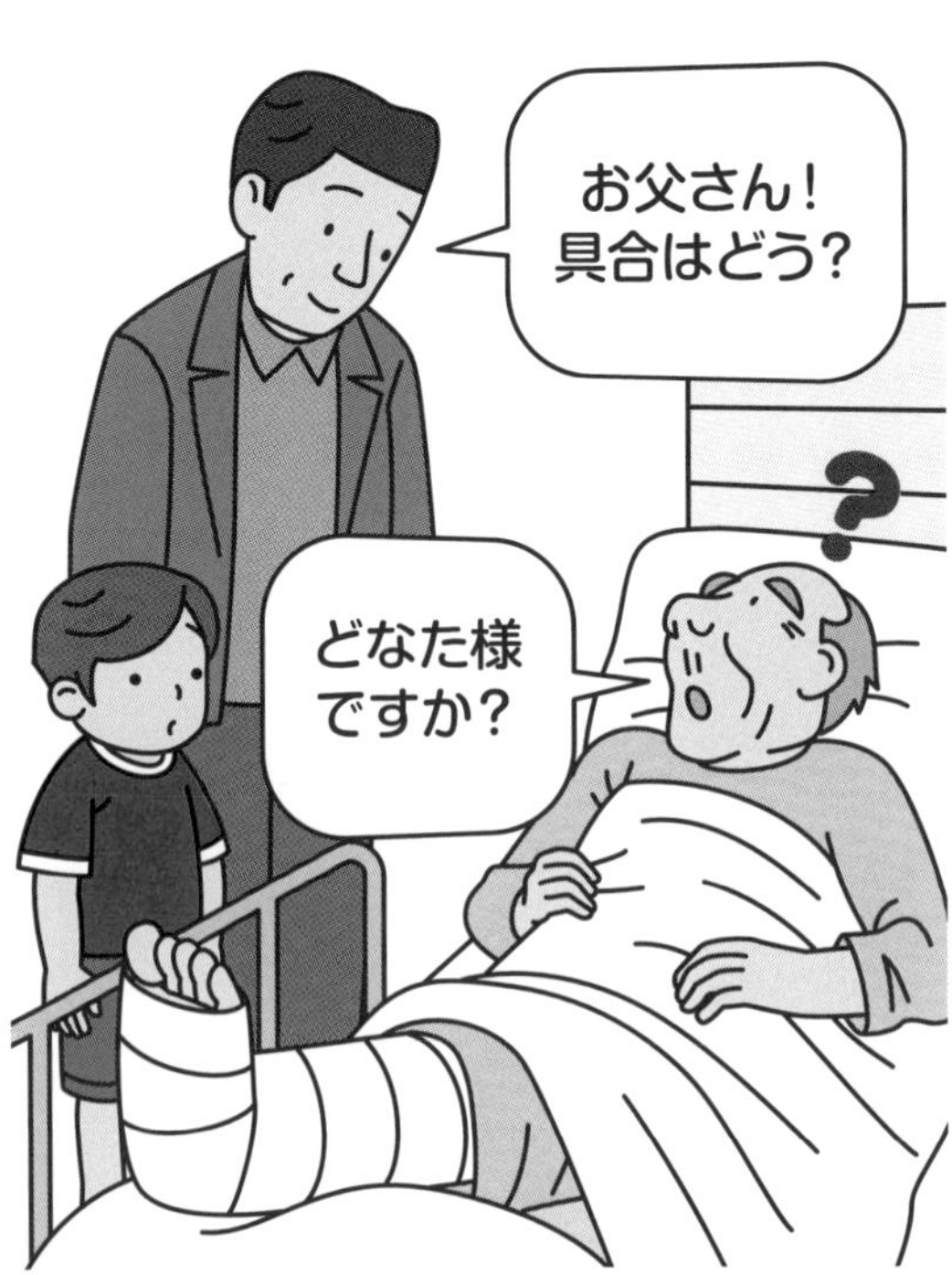

「オレだよ、オレ！」と叫んで必死にアピールする

認知症が進行して人物に対する見当識障害の症状が起きると、身近な人と自分の関係性がわからなくなります。本人が認識できないときに、「思い出せ！」と強要してもよい結果は得られません。強く主張することで、混乱させたり自尊心を傷つけたりする危険があります。

これもNG

- 肩をつかんで揺さぶり、「お願いだからしっかりしてくれ！」と頼む。
- 「こんなときにふざけるのはやめてくれ」と怒りの感情をぶつける。

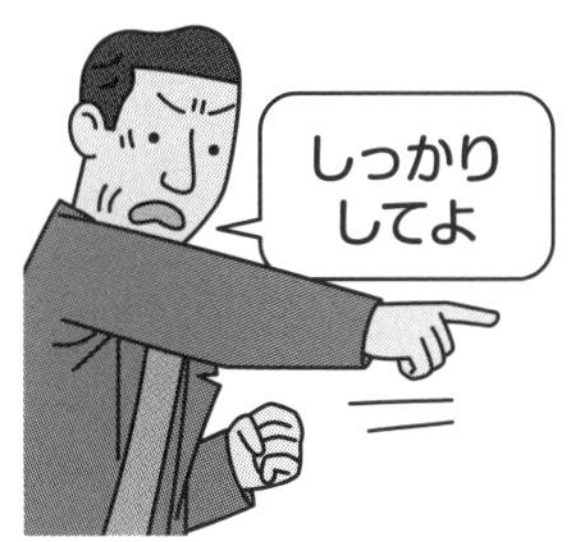

「どうしたの？」と冷静に聞いてから「息子の○○と孫の××だよ」と説明する

見当識障害で家族が認識できないようなら、その場は冷静にやりすごし、のちに専門医に相談します。いたずらに刺激を与えず、名前を告げてから反応を観察してみましょう。家族を認識できないのではなく、一時的に名前を思い出せなくなっている可能性もあります。

これもグッド

- その場で解決しようとせず、「また、来るね」と告げて、お見舞いを切り上げる。
- 自宅に帰ってから家族と話し合い、早めに医師に相談する。

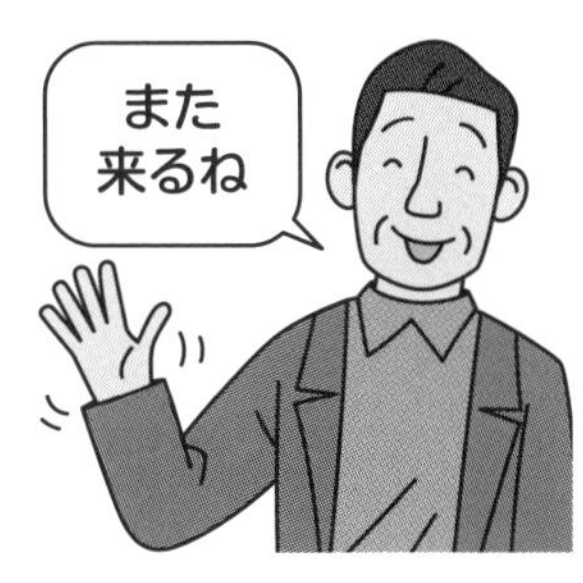

家族がわからなくなる見当識障害は認知症または脳の損傷が原因

見当識障害は認知症の中核症状の一つで、「人がわからなくなる」「場所がわからなくなる」「季節や時間がわからなくなる」など、症状は人によって変わります。原因もさまざま考えられ、アルツハイマー型認知症、血管性認知症、レビー小体型認知症などでこの症状が見られます。

病気や外傷により脳に損傷を受ける高次脳機能障害が原因となるケースもあるので、注意が必要です。

今回の例のように人に関する見当識障害では、家族だけではなく、親戚や親しい友人など、身近な人と自分の関係性がわからなくなる場合があります。同時に、自分の年齢がわからなくなる場合もあります。

一般的にこの見当識障害では、以下のような混乱が起こります。

- 自分の息子や娘を孫と間違える。
- 自分の孫を息子や娘と間違える。
- 姉妹を母親（兄弟を父親）と思い込む。

もし、このような見当識障害が見られたら、本人の反応をしっかり観察し、医師に報告しましょう。

家族としては「もっとしっかりしてほしい」と思うので、厳しい口調で問い詰めてしまいがちですが、その言葉が本人の混乱を招いてしまう恐れがあるので、落ち着いて対応しましょう。

見当識障害が一時的な症状である場合もあるので、しばらくは状況を見守ります。

認知症が原因の見当識障害の場合、家族にかかるストレスが大きいため、症状の改善が見られない場合は、ケアマネージャーに相談し、**専門的な介護スタッフの力を借りる**ことも考えましょう。

定期的にリハビリを行うことで、症状の進行を抑えられる場合があります。

サポートのヒント 見当識障害の患者さんはタイムマシーンに乗っている

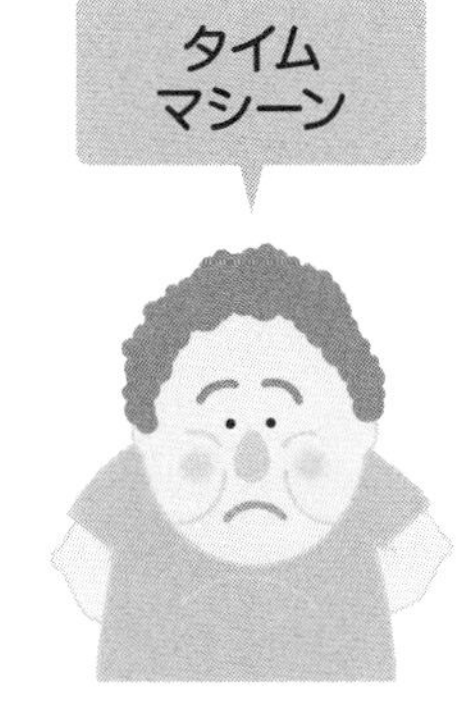

認知症の患者さんの状態を「タイムマシーンに乗っている」とたとえることがあります。80歳から過去にさかのぼり、突然30代や子ども時代の自分に戻ったりします。30代に戻った本人が目の前にいる妻（おばあさん）を見て、「だれですか？」と妻に真顔で尋ねます。その後、またタイムマシーンで現在に戻れば、何事もなかったように妻と話をするのです。

このように認知症の患者さんが、現在と過去を行ったり来たりしていることを理解しましょう。

ドキドキ期 06

実行機能障害

あれっ、エアコンが動かない！ 故障かな？ リモコンの電池が切れたのかな？

・・・本人はどう思っている？・・・

リモコンを操作する手順がわからなくなった

エアコンを入れようと思って
リモコンを手に取った

あれっ、どうすれば
オンにできるんだっけ？

↓

故障したのかしら？

お母さん
エアコン
つけて
どのボタンを
押せば
いいの

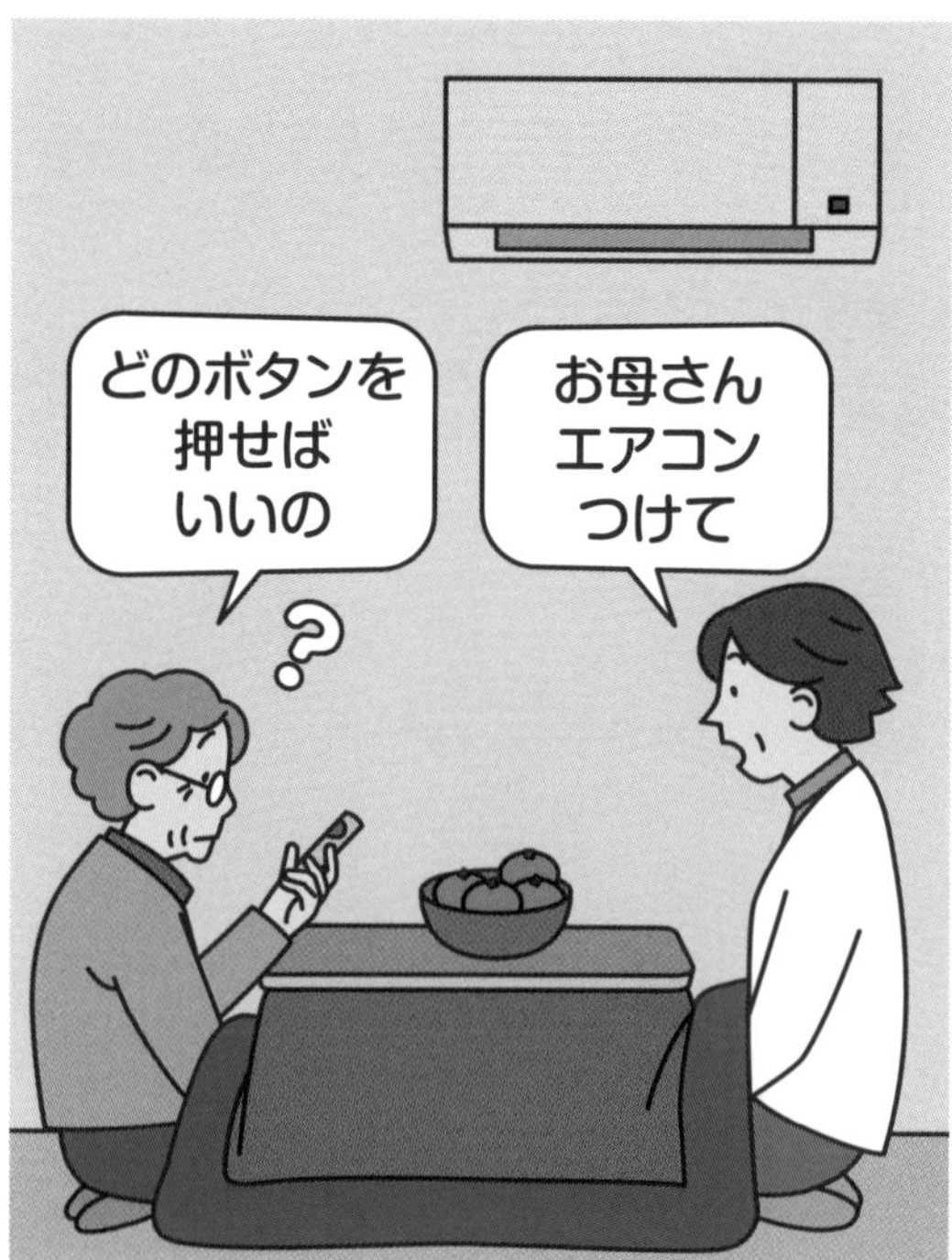

「どうしてできないの？」と問いただし、「もういいから貸して！」と告げる

家電製品などのリモコンの操作方法を忘れてしまうのは、「実行機能障害」と呼ばれている人の代表的な症状です。認知症の症状なので、できなくなったことを責めても仕方がありません。冷たい態度をとると、本人の不安や焦燥をあおることになるので注意しましょう。

これもNG

- リモコンを母親から取り上げ、何も言わずに自分で操作する。
- 「どうしてそんな簡単なことができないの！」と怒りをぶつける。

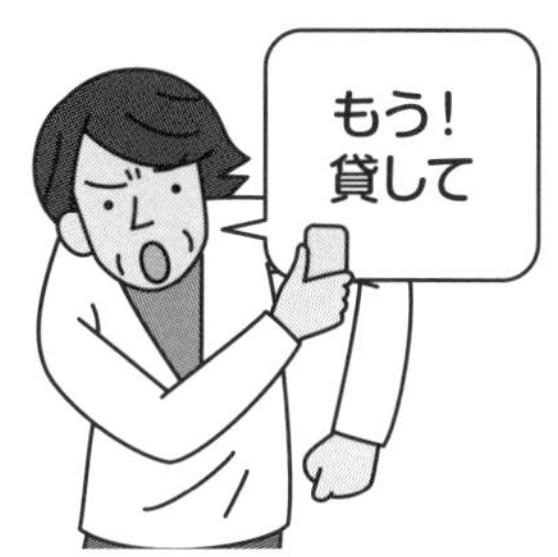

「いっしょにやってみよう」と声をかけ、小さなタスクに分けてていねいに教える

操作がわからなくなったとき、いっきにあれこれ教えないようにしましょう。「これとこれとこれを押す」とまとめて教えても理解できません。操作を分解して小さなタスクに分け、一つずつ確認しながら教えます。また忘れたら、あきらめずにもう一度ていねいに教えます。

これもグッド

- ていねいに操作方法を教えてから、リモコンをいっしょに操作する。
- ノートに操作方法を書いて、「これを見てね」と手渡す。

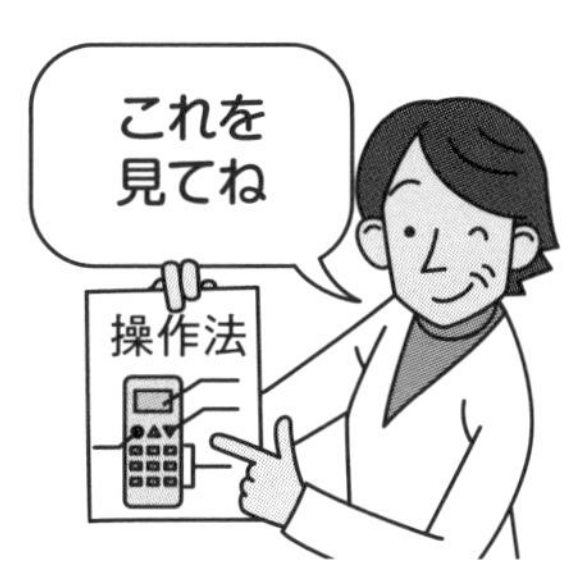

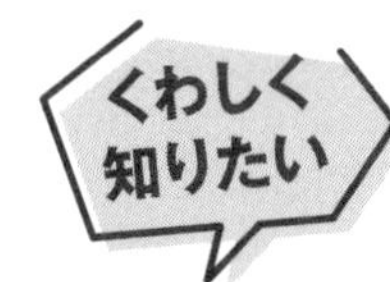

今までできていたことができなくなるのは認知症の実行機能障害かもしれない

認知症による実行機能障害の原因は、脳の大脳皮質にある前頭連合野という部位の機能が低下することにあります。

この前頭連合野は、計画的な行動や社会的な行動を司る部位なので、機能が低下すると今まで簡単にできていたことが突然できなくなります。

日常の炊事や洗濯、掃除などの行動に直接表れてくるので、ほかの症状よりも周囲の人が気づきやすいといえます。

前項で紹介したリモコンの操作以外に、認知症の実行機能障害によって以下のようなことが起こります。

- お米の炊き方が下手になる。
- 食事の支度に時間がかかるようになる。
- 嗅覚が衰え、料理の味つけが濃くなる。
- 食器が汚れている（洗い残しがある）。
- 家電製品をうまく使えなくなる。

外出先でも安心はできません。買い物がうまくできなくなったり、道に迷ったりすることもあります。外出に同行できない場合は、GPS機能付きのキーホルダーやスマートフォンを携帯してもらうなど、家族が安心できる予防策が必要になります。

認知症による実行機能障害は、認知症のなかでも比較的早期に現れ、発見しやすい症状なので、「おかしいな」と思ったら、早めに医師に相談しましょう。

「そのうち何とかなる」と放置しておくと、認知症がどんどん進行し、実行機能障害以外の症状が出てくる可能性があります。

とくに認知症による実行機能障害の場合、周囲の工夫次第で進行を遅らせることができます。もし可能であれば、家族全員で話し合って、本人が快適に過ごせるようにするために、家庭内でどうサポートするかを決めておきましょう。

サポートのヒント 認知症をともなうパーキンソン病で料理の味つけが濃くなる?

ドーパミンが減少して手足が震えるパーキンソン病は、かつて「認知症にならない」とされていましたが、今は約30%の人に認知症の症状が見られることがわかっています。

この「認知症をともなうパーキンソン病」では、レビー小体型認知症と同じように、初期のうちから高率で便秘が認められ、嗅覚障害が起こります。そして、この嗅覚障害によって料理がへたになり、家族から「味つけが濃くなった」と指摘されることもあります。

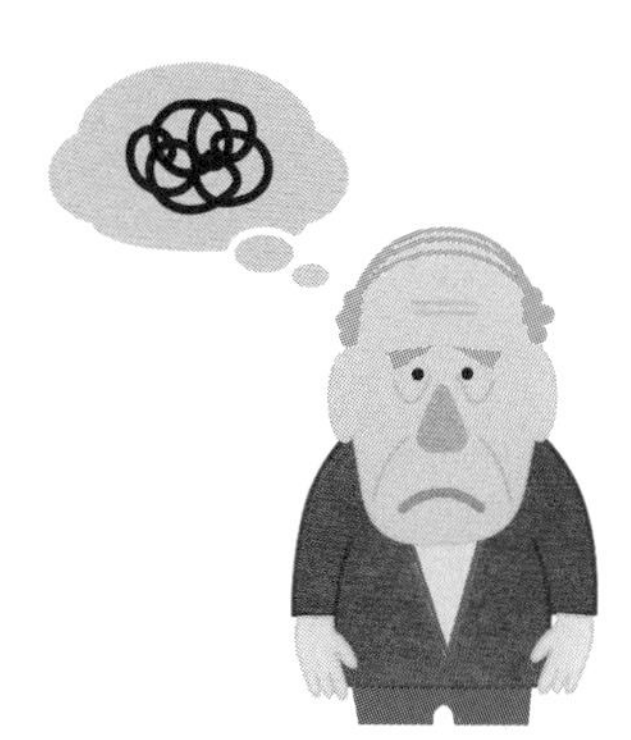

ドキドキ期

07

地誌的
失見当障害

いつも通っているスーパーはどこ？
どの方向に進めばよいのかわからなくなった

・・・本人はどう思っている？・・・

通い慣れたスーパーに行く道順がわからなくなった

あれっおかしいな？
あのスーパーはどこ？

自分のいる場所はわかるのに
どっちに進めばいいかがわからない

道に迷ってしまったのかしら？

あれ？
迷った？

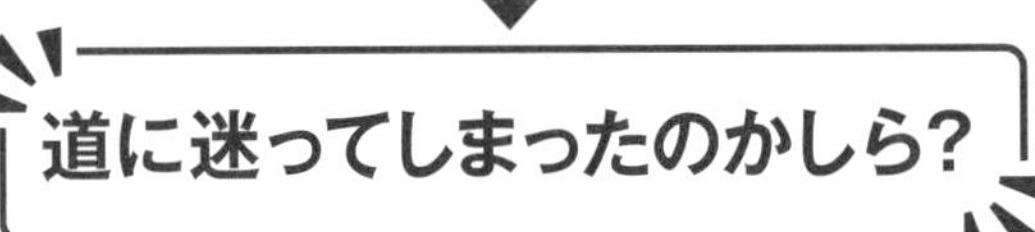

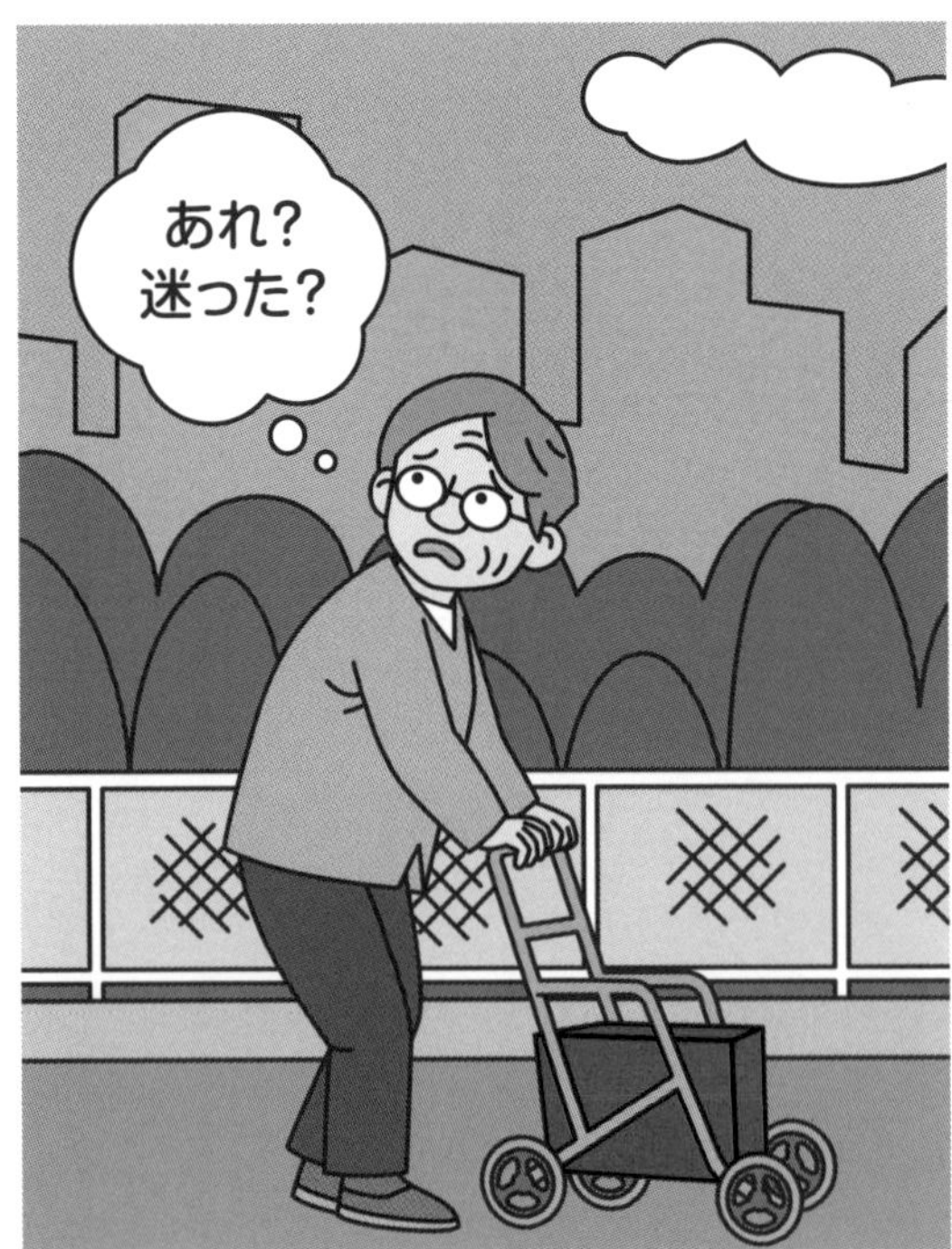

「迷惑をかけないで、お母さん」と叱って一人で出歩くことを禁止する

たびたび迷子になるようでは、家族に負担がかかります。しかし、だからといって単独行動を禁止してしまうのは考えものです。買い物や散歩など、外に出て人と接する機会がなくなってしまうことで、認知症の進行が早まる可能性があります。

これもNG

- 「甘やかすのは本人のためによくない」と考え、知らんぷりをする。
- 「道に迷ったときは交番を探して」とアドバイスする。

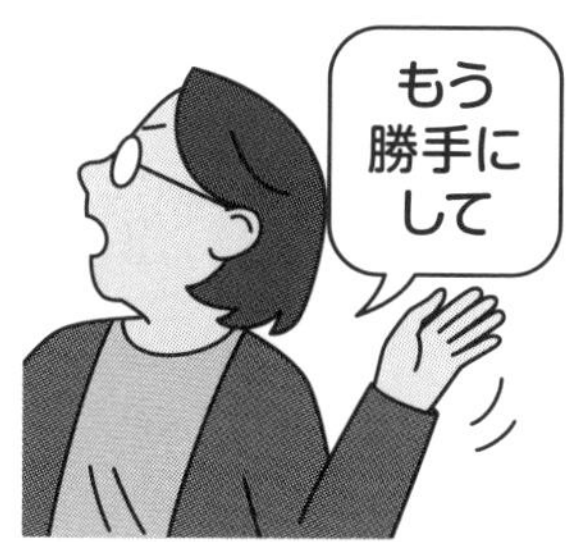

電話で連絡を受けたら迎えに行き「どうすればいいか」を家族で話し合う

認知症が原因の地誌的失見当障害では、もともと知っていた道順を忘れてしまうような症状が発生します。今回のように本人にも説明できない理由で道に迷ったら、まず医師や地域の見守りサービスなどに相談しましょう。そのまま放置するのは危険です。

これもグッド

- 「迷ったと思ったら周囲の人に聞いてみて」とアドバイスする。
- スマホやGPS機能つきのキーホルダーを持ち歩いてもらう。

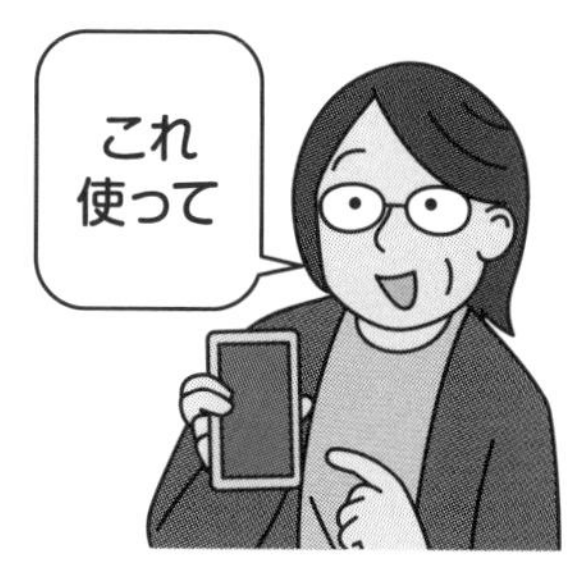

道に迷っても自力で帰宅できる人もいる 症状に合った柔軟な対応を！

正確に認識できないので道に迷う。

また、これに認知症の記憶障害が加わると、いつ出発したのかを忘れて歩き続けるようになります。さらに、出かけた目的も忘れてしまうため、迷子になりやすい状態になります。

ただし、認知症の症状は人それぞれで、もし迷子になっても、通りすがりの人に道を聞く、タクシーをつかまえて帰るなど、自力で帰宅できるのであれば、外出を禁止する理由はありません。

地誌的失見当障害は認知症、または脳卒中などが原因です。

この障害が起こると、バスや電車の停車駅を見落としたり、地図を読んでも進む方向がわからなくなったりします。症状はさまざまですが、大まかに以下の2つの傾向に分類できます。

- **道順障害**……目的地までの道順を覚えたり、たどったりすることができない。
- **街並失認**……見慣れた建物や街並みを

症状に応じた個別対応が必要になるため、まずは医師やケアマネージャーに相談します。そのあと、いざというときに備えて、以下のような予防策を実行します。

- GPS機能付きのキーホルダーなどを鞄に入れる。
- スマートフォンを持ち歩いてもらう。
- 住所、名前、電話番号を記入したカードを財布に入れる。
- 地域の見守りサービスを利用する。
- いつも同じルートでいっしょに散歩する。

地誌的失見当障害の治療法は原因によって異なりますが、一般的にリハビリテーションは有効です。

昼夜逆転の生活を送ってしまう最大の理由は昼寝？

認知症の見当障害には時間・季節、場所、人に関するものがあります。この時間・季節に関する見当障害が昼夜逆転の生活になることもありますが、一般的に、昼夜逆転の生活になる最大の原因は「昼寝」です。

「夜に眠れない」という患者さんの話を聞くと、たいていの場合、比較的長い時間、昼寝をしていることがわかります。昼寝の時間が長すぎると夜に眠れないのは当然のことです。「昼夜逆転＝病気」と思い込まないようにしましょう。

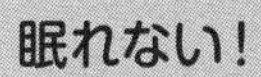

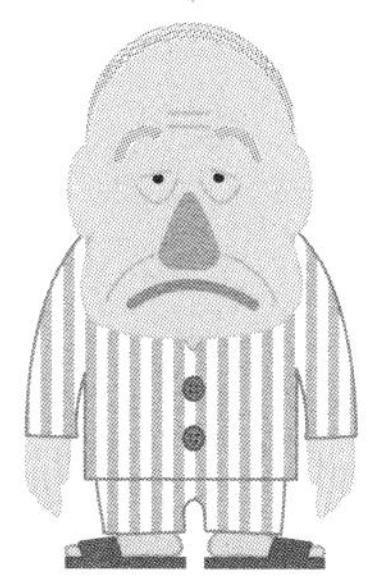

認知症で抑制機能が低下することで「本当の自分」が表に出てくる

「うちのおじいちゃん、すぐ癇癪（かんしゃく）を起こすので、先生、何とかしてください」と訴えてくる女性がいました。認知症の疑いがあるおじいさんが短気なのは、病気のせいだと思い込んでいるからです。

そんなとき、私は「若いころはいかがでしたか？」と聞くようにしています。

その女性は「若いころから短気なほうでした」と答えました。

このような場合、認知症が原因であるかどうかは判断が難しいところです。

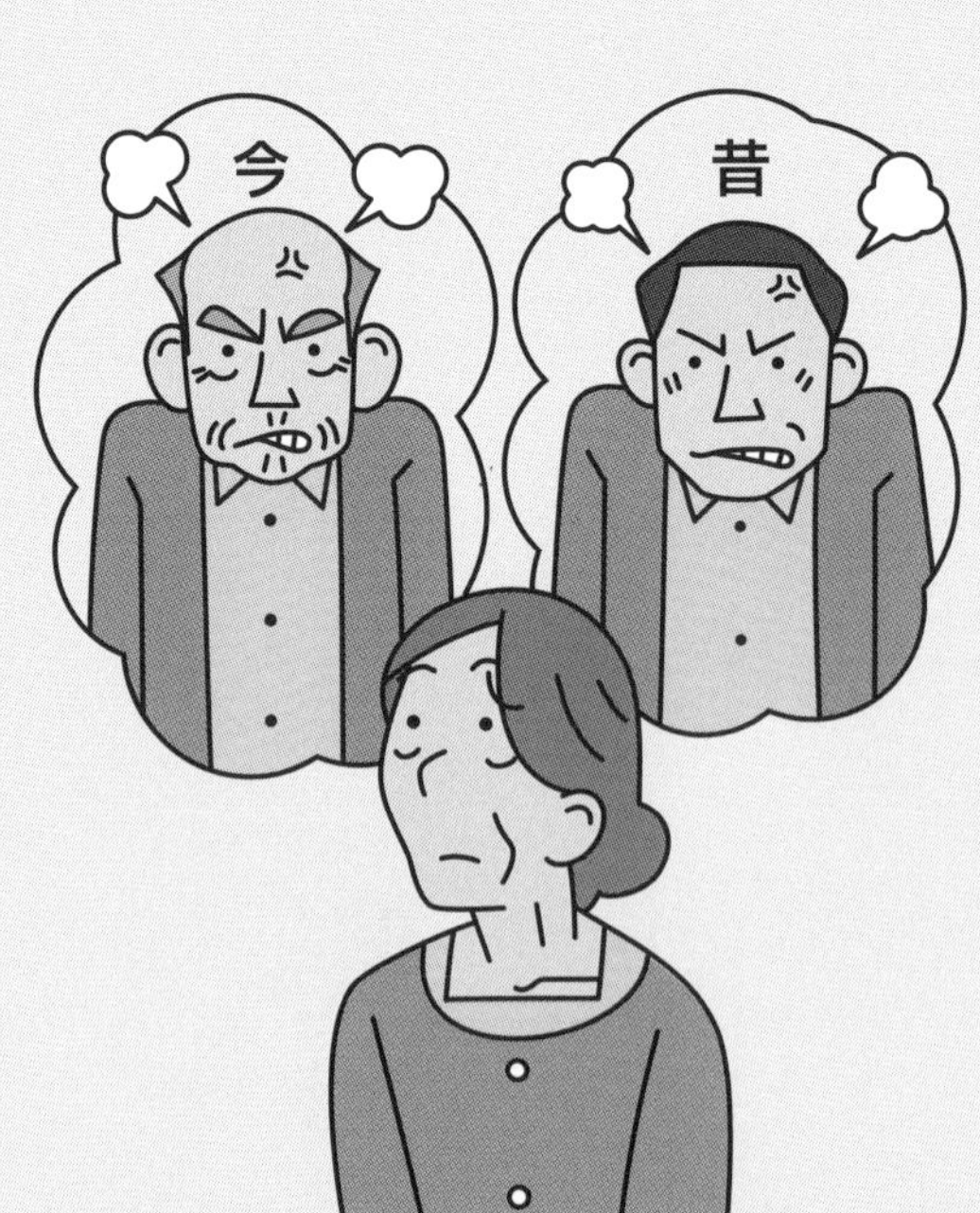

年をとると、その人が本来持っている性格や気質がより強調されるようになります。この傾向は「病前性格の先鋭化」と呼ばれています。性格や気質は病気ではないために、根本的に治すことができないのです。

一方、若いころから温和な性格の人が急に怒りっぽくなった場合は、認知症の影響を疑います。

認知症によって脳の部位（前頭葉）が萎縮することで、感情をコントロールすることができなくなっているのかもしれません。これを「脱抑制」と言います。

以前であれば、「怒るべきではない」と抑え込めた局面に対して、大声を出して威嚇したり暴力をふるおうとしたりするため、家族はショックを受けてしまいます。

「抑制する能力が低下しているから仕方がない」と理屈ではわかっていたとしても、昔の言動を知っている家族だからこそ「あんなに穏やかな人だったのに」とため息をつきたくなるのも当然でしょう。

怒りっぽくなる人には、ほかにも以下のような原因が考えられます。

- 環境の変化による不安
- 体調不良による不快感
- 人間関係の悪化による孤独感

特に会社で重要な役職についていた人や社会的な地位が高かった人は要注意です。現役時代に周囲から一目置かれていた人はプライドが高く、「普通のおじいちゃん」としてぞんざいに扱われることにストレスを感じてしまうのです。

プライドが高い人に対しては、周囲の家族が気遣うことでストレスを軽減することができます。「さすが！」「やっぱり違う」と声をかけ、日常生活のなかで意識的に本人の立場を尊重することで、気分が変わり、自信を取り戻してもらえるはずです。

また、あるとき、家族の方から「うちのおじいちゃんが急にエッチなことをするようになった。どうにかならないでしょうか」と相談されることもありました。

話を聞くと、デイサービスに通い始めたおじいさんが、女性スタッフに卑猥な言葉を投げかけたり、体にタッチしようとしたりするので困っているとのことでした。

「もともと気まじめな人なので、そんなことをするなんて信じられない」とその方の奥さんは肩を落としていました。

この場合は、さすがに「若いころはどうでしたか」と聞くのがはばかられました。その方にははっきり伝えられませんでしたが、このおじいさんの場合も、昔から性的な衝動が強い人だったことが推測できます。

以前は本人が懸命に抑え込んでいたため、表面化しなかっただけかもしれません。もしくは、本人が上手に隠していたため、家族が気づかなかった可能性もあります。

認知症により脳が萎縮して抑制が効かなくなっているため、肉親も配偶者も気づかなかった新たな一面が表に出てくることもあるのです。

さらに、認知症に影響を与えるのは、本来の性格・傾向だけではありません。若いころから本人にしみついた思考パターンも認知症の症状に影響を与えると考えられています。

一般的にまじめで責任感が強い人は自分に対して厳しい傾向があり、ストレスを感じやすくなるとされています。また、失敗や不運に対する自責の念が強いと、自分のなかに原因を探し、周囲の人々とのコミュニケーションがうまくいかなくなり、ストレスを自分で抱え込んでしまいます。

全員が当てはまるわけではありませんが、若いころからこのような思考パターンが習慣となっている人は、老齢になっても抑うつ状態になりやすいと言えるでしょう。

認知症の症状が進むことで抑うつ状態になりやすい人はいるのです。

また、認知症とうつ病を併発するケースもあります。認知症の発症によりうつ病が悪化したり、うつ病が認知症の進行を早めたりする可能性があるのです。

このように、認知症の症状はさまざまで、そこに本人の性格・性質、思考パターンなどが加わって影響を与えます。「テストの結果が何点以下だから認知症」と割り切れないので、認知症の診断は難しいのです。

親と子のしがらみを乗り越えて「今できること」を称賛する

認知症はだれがなってもおかしくない病気です。「うちの親にかぎって」と思う気持ちはわかりますが、それは思い込みであって、実際にはどんな人でも認知症になる可能性はあるのです。

ある娘さんが80代の父親を病院に連れてこられて、こう言いました。

「うちのお父さんの物忘れがひどくて、困っています。どうにかしてもらえませんか」

その80代のお父さんは背広を着て、自分の

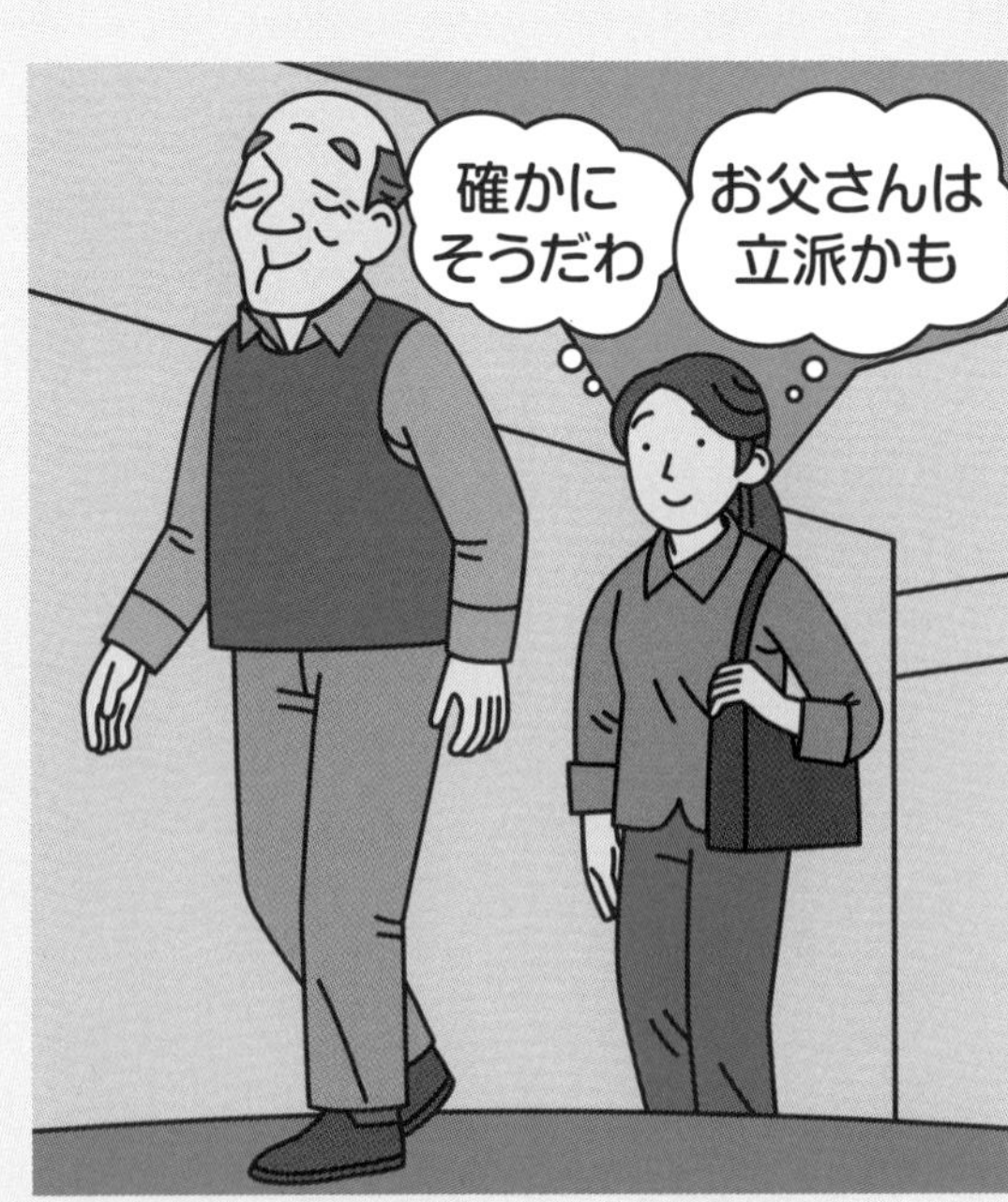

足で歩いて病院まで来られたので、私はこう言いました。

「80代になってきちんとした服を着て、自分で歩いてこられただけで立派でしょう。考えてみてください。お父さんの同級生の半分は亡くなっていますよ。残りの半分だって、大部分の人が歩けなかったり入院していたりしていますよ。こうして自分で歩いて診断を受けようとするだけで、お父さんは立派です」

そこで娘さんは、「確かにお父さんの同級生で亡くなった方はたくさんいるわ」と気づいてくれました。

娘や息子は、壮年期の活発な親の姿を記憶していて、心のどこかで昔の姿に戻ってほしいと願っているのでしょう。しかし、それは無理な話です。

年をとって歩くのが遅くなったり、背中が丸くなったりすることに対しては許容できるのですが、認知症になることは許容できないのです。

個人的な差はあると思いますが、親のしつけが厳しかった人ほど、衰えた親の姿を受け入れることができないように思えます。

「偉そうに説教していた父が認知症になってしまうなんて!」「あれだけ厳しかった母が、こんなこともできなくなるなんて!」とショックを受けてしまうからだと思います。

認知症の治療では、家族が症状を肯定的に受け止めることが大きな助けになります。

「しっかりして!」「ダメじゃない!」「なんでそんなことするの!」と叱る代わりに、「すごいね」「助かった」「ありがとう」など、称賛と感謝の言葉を返してみましょう。温かい言葉をかけるだけで、表情がパッと明るくなるはずです。

イソップ寓話の「北風と太陽」をご存じでしょうか。

北風と太陽が旅人の上着をどちらが先に脱がすことができるかを競うお話です。

北風は旅人に向けて強い風をビュービュー吹かせ、上着を脱がせようとしました。このとき旅人は上着を握って離しませんでした。一方、太陽は旅人をやさしく暖かく照らしました。すると旅人は暑くてたまらず上着を脱ぎました。

北風のように冷たく叱っても症状を緩和することはできません。太陽のように温かい言葉をかけるほうが認知症の進行を遅らせることができるのです。

親の認知症を受け入れることができない人は、イライラして強い口調で叱ってしまいます。一方、認知症を受け入れることができた人は、肯定的な言葉でほめることができます。「できなかったこと」に対しては責任を追及せず、目をつぶります。そして「できたこと」だけに目を向けてそれを称賛します。

認知症を発症すると、家族や周辺から、ほめられることや感謝されることが少なくなり、自信を失っています。同時に、寂しい思いをしていることも間違いありません。ほめられることで、失われつつある自信を少し取り戻せるかもしれないのです。

ここからは、80代のおばあさんのお話です。

軽い認知症の症状があるおばあさんが、ある日からデイサービスに通うようになりました。

ご存じのように、デイサービスとは、要介護認定を受けた方を対象にした自立支援の介護サービスです。

そのおばあさんは要介護1で、週1回、近所のデイサービスに通っていたそうです。

認知症対応型のデイサービスに通う人の症状はさまざまで、そのおばあさんの言葉を借りれば「私なんかマシなほう」ということでした。

自分が楽にできるようなことをできない人がいることを目の当たりにして、優越感のようなものを抱いたのかもしれません。

家庭のなかでは、みんなが要介護1のおばあさんをサポートしていたため、役割を期待されていませんでした。自分で「私は足手まといかも」と考えていたそうです。ところが、デイサービスに行ってみると、「意外に何でもできる」と感じられたのです。

人間は社会的な動物なので、だれかに認めてもらうことが必要です。全員に認めてもらえなくても、だれかが認めてくれるだけで生きる活力がわいてきます。

その意味でも、「認知症だから」と特別扱いせず、家族の一員として、できることをやってもらうと考えたほうがよいのです。

Column

深掘りポイント

頭部外傷、高血圧、糖尿病が認知症の原因になる理由は？

高齢になるとケガのリスクが高まります。転倒による骨折が寝たきりや要介護状態につながることもままあります。

さらに転倒や交通事故により、頭部に外傷を負うことで、認知症のリスクが高まることが知られています。

アメリカの研究では、意識障害をともなう頭部外傷を経験した場合、アルツハイマー型認知症を発症するリスクは男性で5・6倍、女性で3・2倍になるという結果が出ています。

日本における調査でも、意識障害をともなう頭部外傷を負った人の認知症のリスクは、約4倍になるという結果が出ています。

また、高血圧や糖尿病も認知症のリスクを高めることがわかっています。

高血圧が長期にわたって続くと脳卒中（脳出血や脳梗塞など）を引き起こす要因になります。脳卒中は血管性認知症の直接的な原因となりますが、もともとアルツハイマー型認知症だった人が脳卒中になると、認知症の症状が大きく進行することが報告されています。

高齢のアルツハイマー型認知症では脳のなかで小さい脳梗塞ができている場合が多く、血管性認知症と複合する事例が多いことも確認されています。

一方、糖尿病はアルツハイマー型認知症と深い関係があります。

糖尿病になるとインスリンの働きが弱くなります。アルツハイマー型認知症では、アミロイドβが脳に蓄積しますが、これを分解するのはインスリンなので、リスクが高まると考えられています。

また、低血糖も認知症の発症のリスクになるため、高齢者の場合は、一般的に血糖値が少し高めにとどまるようにコントロールします。

第4章

ハラハラ期 これは困った！ どうしてこうなるの？

認知症の中核症状が進むと、
さまざまな症状が現れるようになります。
人によってちがうこの周辺症状は
行動心理症状（BPSD）と呼ばれます。
サポートする家族はどう対応したらよいのでしょうか。

行動心理症状には個別の対応が必要なので介護する家族に重い負担がかかることも

認知症の中核症状は、だれにでも起こりうる一般的な症状です。しかし、ここで紹介する行動心理症状（ＢＰＳＤ）は、さまざまな要因が影響するため、**個人差が大きい**とされています。

たとえば失敗によるストレス、安心できない環境、ほかの病気などによる身体的な苦痛・不快、将来に対する不安、閉鎖的な人間関係などが影響を与えます。さらに、生物学的要因（遺伝的な要因）、本人の性格や気質、若いころに身につけた思考パターンなどにも関係があると言われています。

行動心理症状は一般的に中核症状よりも遅い時期に発症しますが、時期に関しても個人差があります。そのため、中核症状よりも診断が難しく**個別の対応が求められます**。そのぶん家族の対応が重要になります。

次ページのように、行動心理症状のなかで出現頻度が高いのは、「不穏・興奮」「意欲減退」「介護への抵抗」「不機嫌・焦燥」などです。これらの症状は介護する側にも多大なストレ

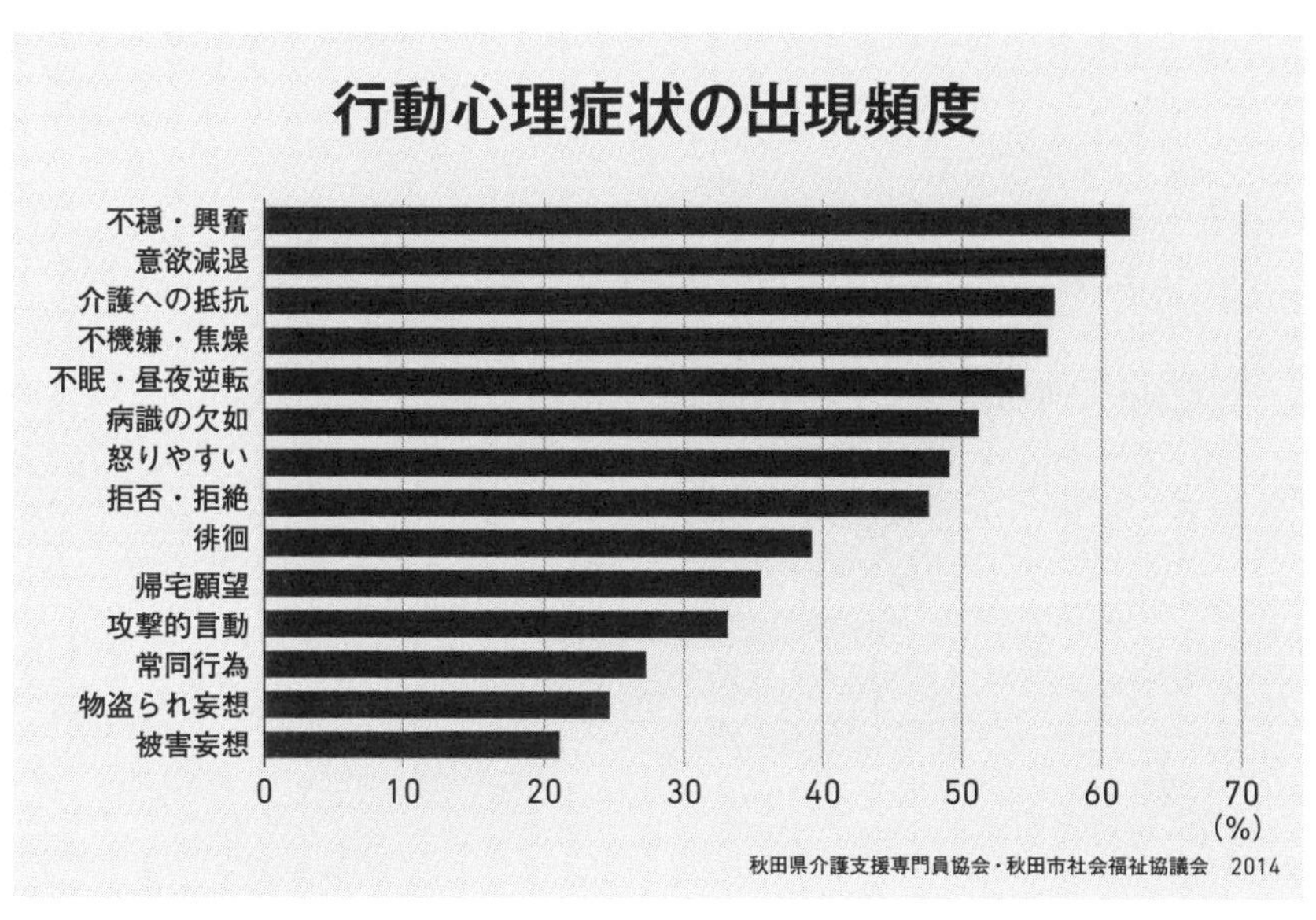

スをかけます。

また、中核症状よりもサポートすることが増えるため、**一人では対処が難しくなる**ことも事実です。特に老々介護や認認介護（認知症の人が認知症のパートナーを介護すること）の場合、事態はより深刻になります。

「自分一人では無理」と感じたら、介護サービスを積極的に利用してください。身体的な疲労、精神的な疲労、金銭的な不安を抱えた状態のまガマンすることで、**「介護うつ」と呼ばれる状態**に突入してしまいます。

まじめな人ほど自分だけで抱え込もうとしますが、判断が遅くなるほど難しい状態になります。

介護保険による介護サービス、デイサービス、施設への入所なども視野に入れて、よりよい方法を選択してください。

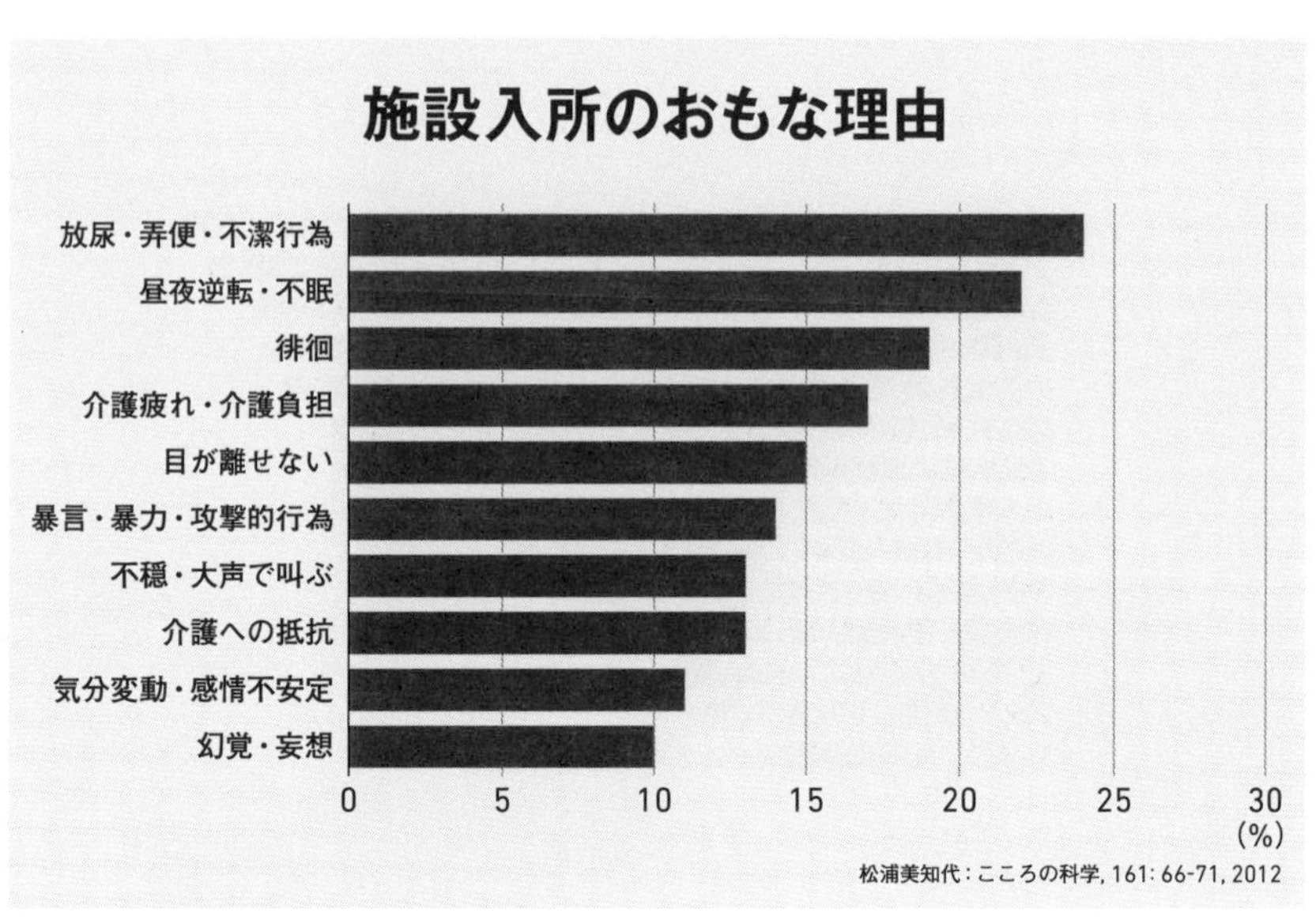

施設入所の理由を調査すると、「不潔行為（放尿・弄便）」「昼夜逆転・不眠」「徘徊」「介護疲れ・介護負担」「目が離せない」などが上位にあげられています。

行動心理症状では、若いころからの**本来の性格・資質が先鋭化する**（著しい形で表面化する）という特徴があります。「お父さんが急に怒りっぽくなった」と家族が気づいたとき、それが病気によるものなのか、本来の気質が現れたのかを判断するのは難しいのです。

また、家族が厳しく叱っていると、患者さんの怒りはさらにエスカレートしてしまいます。怒りっぽい認知症の人の周辺には、本人に対して否定的な態度をとる家族がいることが少なくありません。イソップ寓話の「北風と太陽」のように、怒りをおさめてもらうためには、周囲の家族が温かく接する必要があるのです。

本人の言動や態度を冷静に観察して医師の診断を助ける材料を増やす

さて、ここからは代表的な行動心理症状について詳しく見ていきます。医師に相談する際の材料を収集するつもりで、冷静に症状を観察することが大切です。

❶ 抑うつ

アルツハイマー病の約30%が抑うつ（気分が落ち込む状態）を合併すると言われています。気分が晴れない、表情が暗い、悲観的な発言が増える、自分を責めるような言動が目立つなどのサインが現れます。部屋から出なくなったり食欲が衰えたりすることもあります。

原因はさまざまですが、引っ越しや施設入所など**大きな環境の変化**による不安、**配偶者や家族、親族との死別**、社会的な孤立や不安、**経済的困窮による不安**などがあげられます。この場合、環境の再調整や薬の見直しで改善が期待できます。

❷ 不穏・焦燥

いつもイライラして落ち着かない不安定な状態が続きます。

ささいなことで怒ったり、興奮したりするのも特徴です。介護に対する抵抗や拒絶、器物の破損、攻撃的な態度、粗暴な言動などが目立つようになります。

認知機能が低下すると、状況を理解できなくなり、ますます不安になります。**不安であることをうまく伝えられない**ため、本人も苦しさを感じています。気分転換や環境の変化で改善されることも多いので、介護サービスを積極的に利用しましょう。

❸ 脱抑制

普段なら**抑制されている感情や行動が表に出てしまう**状態を指します。

この状態に陥ると、周囲の人に迷惑をかけて、孤立する原因になります。刺激に対して衝動的に反応する、本能のおもむくままに行動する、自分勝手な行動を繰り返すなどが特徴です。

暴れたり怒鳴りつけたりするケースもあるので、対応に苦労します。

❹ 被害妄想

単なる勘違いの域を超え、現実には起こっていないことを固く信じ、訂正が困難な状態を「妄想」と言います。妄想にはさまざまな種類があり、人によって異なります。

何かを盗まれたと言い張る「**物盗られ妄想**」、だれかが自分の悪口を言っていると主張する「**被害妄想**」、家族に見捨てられたと信じる「**見捨てられ妄想**」、配偶者が浮気をしていると主張する「**嫉妬妄想**」などがあります。

❺幻視

実際には存在していない物や人物が見え、それを確信してしまうのが幻視です。レビー小体型認知症やパーキンソン病の患者さんに見られる症状です。本人の目にはとてもリアルに子どもや小動物の姿が見えます。床に落ちているゴミが虫に見えたり、壁が動いているように見えたり、だれかが家のなかにいると訴えたりします。

頭から否定せず、幻視の内容について質問するなど、**本人が見ている世界を共有する**ようにすると、本人は落ち着きを取り戻してくれます。

❻徘徊

昼夜を問わず外出して、目的地まで歩き続けようとします。目的地は過去に住んでいた家や友人の家などさまざまですが、歩いている間に目的を忘れてしまうこともあります。

徘徊が始まると家族が**目を離せない状態**になるため、大きな負担になります。

ハラハラ期 01

不穏・焦燥

いつも不機嫌で怒りっぽくなった モノに当たる人ではなかったのに……

・・・本人はどう思っている？・・・

自分でもよくわからないが気分が落ち着かない

うまくできないことが多く
不安な気持ちになる

↓

自分の気持ちなんて
だれもわかってくれない！

↓

オレを無視するな！

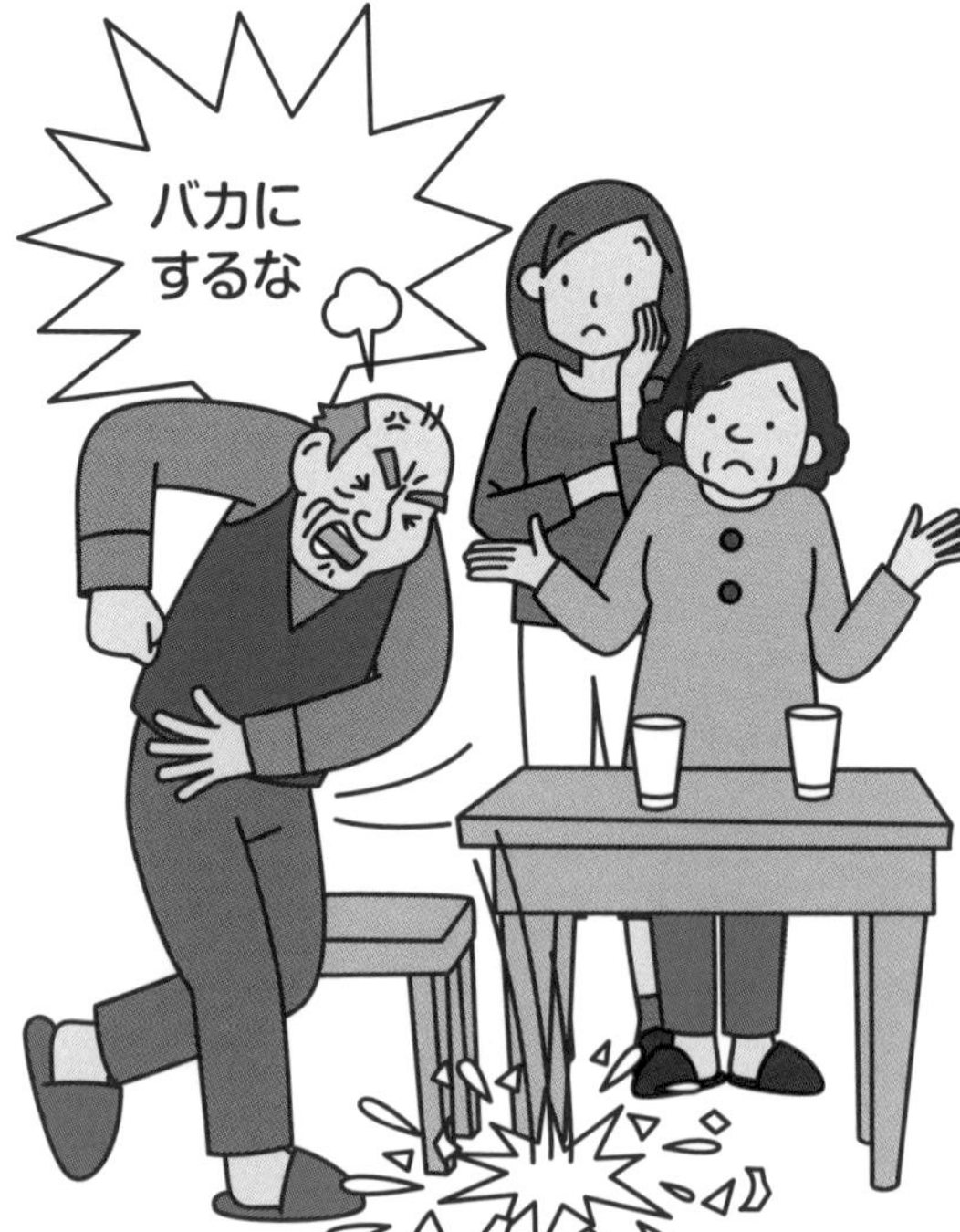

どうして、そんなことするの！ モノに当たるなんて最低だわ

行動心理症状のなかでもっともよく見られるのは、この「不穏・焦燥」と呼ばれる症状です。イライラして落ち着かず、ささいなきっかけで興奮します。本人にも理由がわからないため、「××するなんて最低」など、非難がましいことを言っても興奮させてしまうだけです。

これもNG

- 「いいかげんにして！」と逆にキレる。
- 「そんなことするなら、もう面倒みないわよ」と捨て台詞を言って立ち去る。

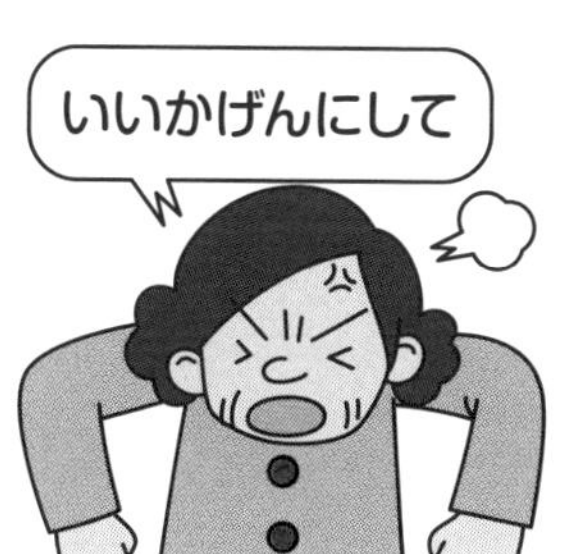

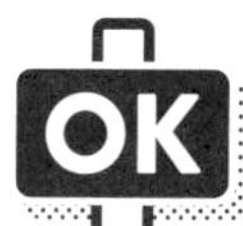

モノにあたるなんて、お父さんらしくないわ。何が気に入らないのか話を聞かせて

「不穏・焦燥」の場合、自分でもイライラや興奮の原因を説明できないことが多いようです。理由を問い詰める必要はありません。「話を聞かせて」と声をかけ、相手の感情を受け止めることを態度で示します。話をしてくれない場合は、「あとで聞かせて」とやさしく告げます。

これもグッド

- ほとぼりがさめるまでそっとしておき、興奮が収まってから話しかける。
- 「おいしいお菓子をもらったから、いっしょに食べよう」と誘い、気をそらす。

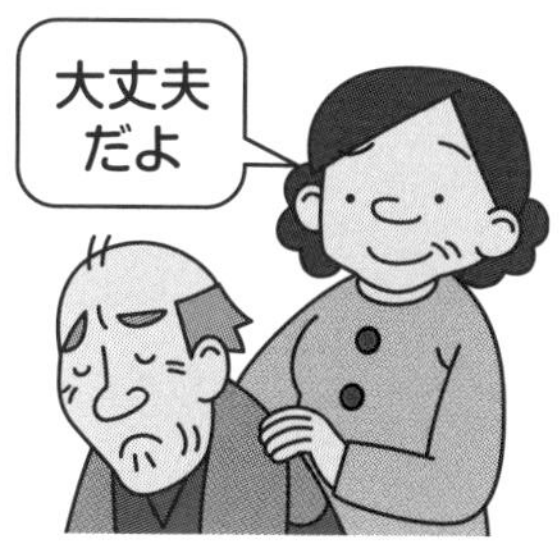

失敗を非難せず、成功に感謝することでイライラや興奮のきっかけをつくらないようにする

次ページで紹介する「脱抑制」の場合は、刺激に対する衝動的な反応なので原因を特定しやすいのですが、「不穏・焦燥」の場合は、**さまざまなことがきっかけになります。**

自分でやろうとしていたことがうまくできない、頼まれたことが複雑すぎるのであせる、自分だけが阻害されていると感じる……など、状況に応じて変化するため、原因を追究しようとしてもうまくいきません。

家族がサポートする場合は、失敗につながるような**複雑な作業を回避する**ように心がけ

「不穏・焦燥」は代表的な行動心理症状です。代表的な症状は以下のようなものになります。

- イライラして落ち着かない
- ささいなことで怒る
- 特に原因がなくても興奮する
- 言動が攻撃的になる
- 暴力をふるう
- モノを壊す
- 介護を拒絶する、拒否する

て見てみてください。そして、失敗しても非難せず、「できたこと」を認めて感謝するようにしてみましょう。

たとえば、おばあさんに料理をお願いしたと仮定します。

お惣菜やみそ汁の味が濃く、「おいしい」とは言えませんでしたが、ごはんはとても上手に炊けていました。そんなときは、あえて味つけにはふれず、「ごはん、おいしく炊けたね」「また、お願いするわね」と声をかけて賞賛すれば、食事の場が明るくなり、全員がハッピーになれます。

次回、お願いするとき、「お母さんはご飯を炊くのが上手だから」と言ってほめ、炊飯だけを頼むようにします。

家族の対応次第で、否定的な感情を抑制できることを覚えておきましょう。

サポートのヒント　プライドを傷つけるひと言が「言葉の暴力」になる

約束や頼まれたことを忘れると、本人も「まずいな」と思っています。そんなとき、家族の厄介者のような扱いをされると、プライドが傷つきます。傷ついているからこそ不安な気持ちになり、ささいなことで興奮してしまうのです。

「本当にダメね」「しっかりしてよ」「こんなこともできないの！」という家族の何気ないひと言が、おじいさん（おばあさん）のプライドをこなごなにくだく「言葉の暴力」になることを自覚しておきましょう。

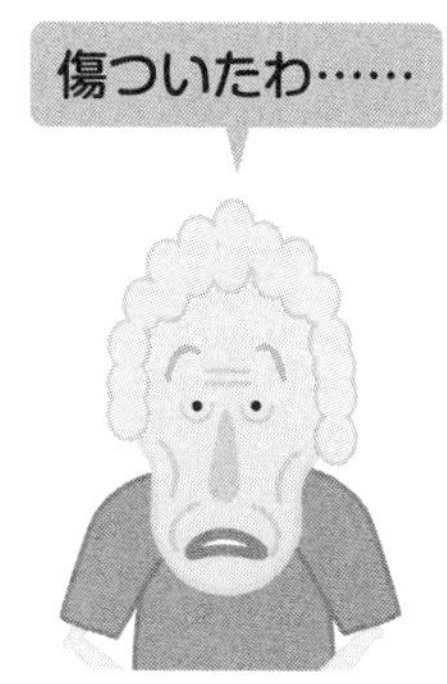

期
02

脱抑制

レジが混んでいるので怒り出した！ ふだんは穏やかな人なのに、どうして？

・・・本人はどう思っている？・・・

みんながモタモタしているから自分の順番が回ってこない

レジに人が並んでいて
なかなか自分の番にならない

早く買い物をすませたい
イライラする、早くしろ！

待たせるのはけしからん（怒）

待たせるな！
けしからん
もう、帰る
どうしたの
お父さん

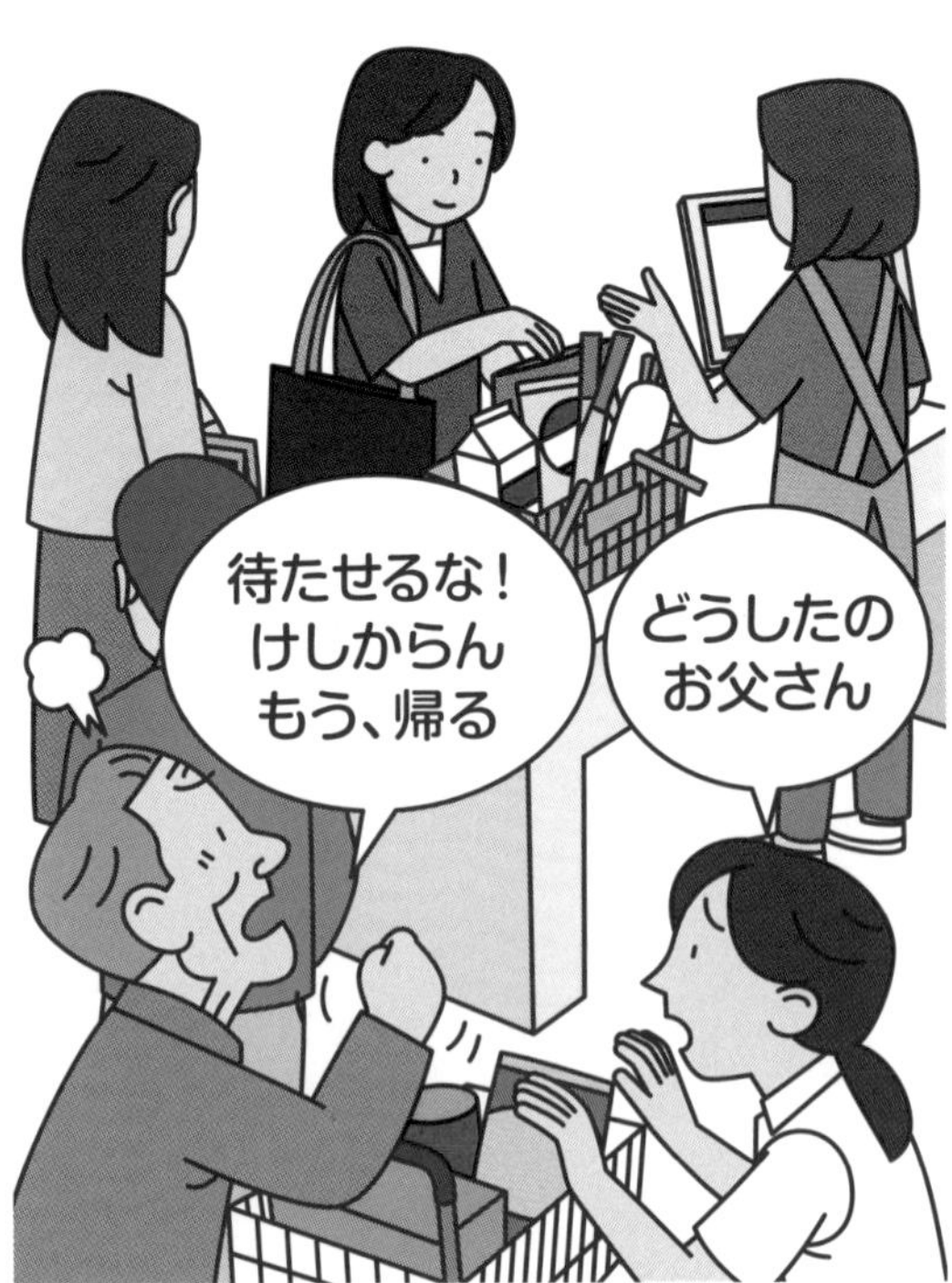

どうしたの？ 恥ずかしいからやめて！ みんな順番を待っているでしょ

行動心理症状により衝動を抑えられなくなっているので、「恥ずかしいからやめて」とお願いしても効果はありません。やさしくたしなめても、ルールを守るべきと言い聞かせても、同じことを繰り返します。自分では制御できない反応であることを理解しましょう。

これもNG

- 怒っているおじいさんに対して怒る
- 「そんなに怒らないで」とたしなめる
- 「ルールを守ってね」と言い聞かせる

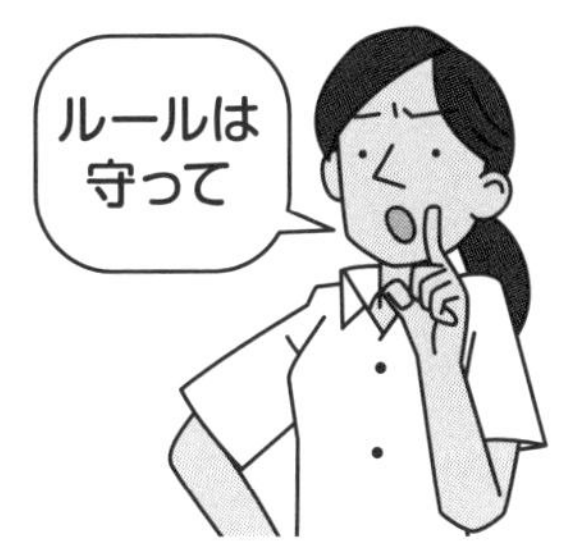

代わりに買い物をすませるから待っていて！ ○○のところで待ち合わせしましょう

その場でじっと待っていることが耐えられない状態なので、財布を預かって代わりに買い物を済ませてしまいます。スーパーの休憩所や特定の売り場、車で来た場合は車のなかなど、待ち合わせの場所を指定すれば、「レジ待ちの状態」から解放してあげることができます。

これもグッド

- 「どうしてそんなに腹が立ったの？」と聞き、否定せずに聞き役に回る。
- 「ところで、○○はどうだったの？」とほかの話題をふる。

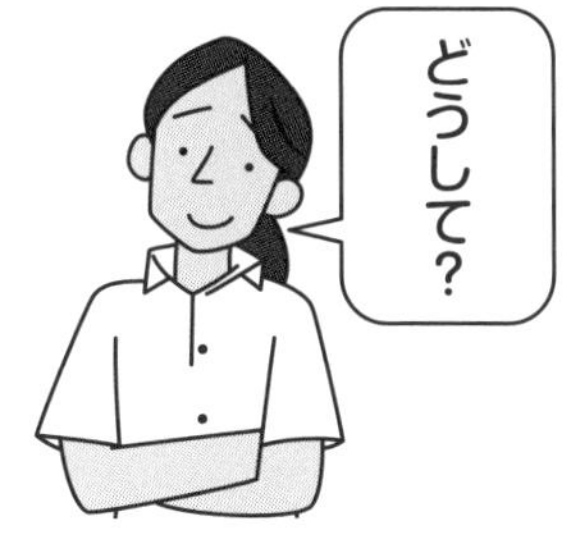

本人がコントロールできないことを理解して、冷静に受け止める

「我慢できない」「待てない」などは、行動心理症状（ＢＰＳＤ）の「脱抑制」に該当する行動です。

認知症によって抑圧系の神経ネットワークがダメージを受けると、**感情のコントロールが難しく**なってしまうからです。

ふだん私たちは、周囲の状況を見ながら「今ここでこれをしたらよくない」と判断して、自分の行動を自分で抑えながら生活しています。

そして、この抑制が自分でコントロールできなくなるのが「脱抑制」の状態です。

「脱抑制」では、先ほどの事例のほかに、以下のような行動が見られます。

- 初対面の人に対して敬語を使わない。
- 厳粛な儀式の最中に鼻歌を歌う。
- 代金を払わずに商品を持ち帰る。
- 他人の寝室や浴室をのぞき見する。
- 道端で放尿をする。

脱抑制による行動は、本人が意識して行っ

ていわけではないので、罪の意識もありません。そのため、この状態にある人の行動を責めたり、声を荒げて注意したりしても、問題は解決しません。逆に新たな刺激を与えられたことで、状況がどんどん悪くなってしまうこともあります。

この場合、介護者に求められるのは、**受容的な話し方**です。相手の言い分をしっかり聞き、否定せずに受け入れ、そのうえで「ルールを守ること」をやさしく促します。

もし、介護者がどうしても耐えられないような場合は、その場で解決しようとせず、**少しだけ距離を置くこと**。しばらく時間がたてば、本人の興奮もおさまります。

また、脱抑制は、デイサービスなどで環境調整をしたり処方薬の見直しをしたりすることで改善する場合があります。

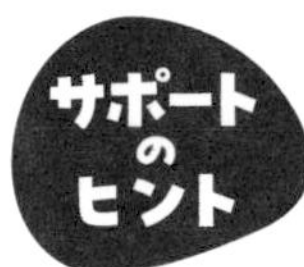

前頭側頭型認知症では反社会的な行動が見られることも

前頭側頭型認知症は脳の前頭葉や側頭葉が萎縮することで起こる認知症で、アルツハイマー型認知症よりも若い段階で発症します。

この認知症では、「毎日同じ時刻に同じ行動をとる」「同じ食べ物にこだわる」などの行動が目立つようになります。また、自分の欲求が抑えられず、本能のまま行動するようになるため、万引きなど、反社会的な行動も見られるようになりますが、とがめられたとしても、本人には罪を犯した感覚がありません。

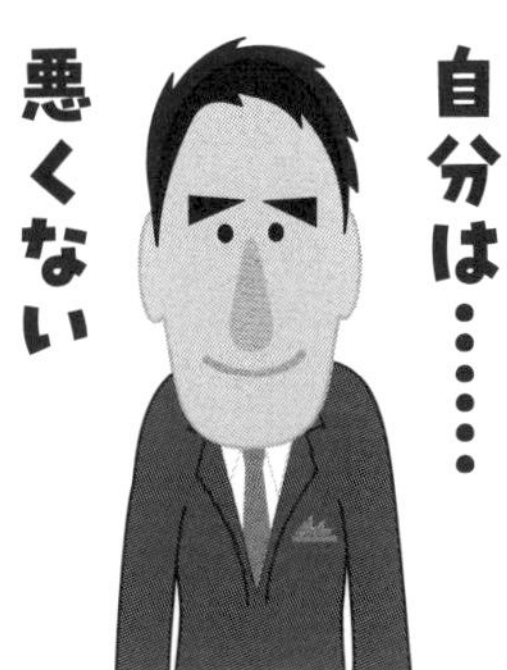

03

抑うつ

いつもふさぎ込んでいて元気がなく、表情も暗い
あんなに明るいお母さんだったのに、どうして？

・・・本人はどう思っている？・・・

理由がわからないけれど気力がわかないのよ

何をしてもおもしろくない
気持ちが入らない

どうせ私なんか
何をしてもダメかも……

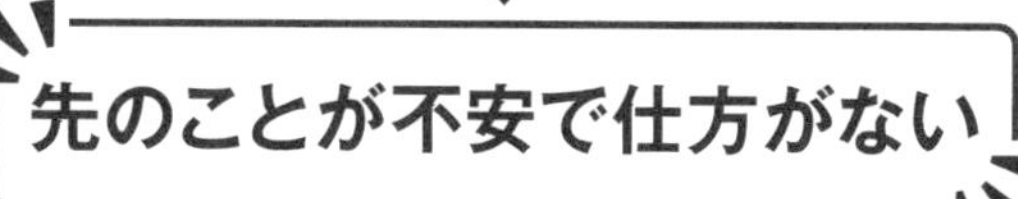

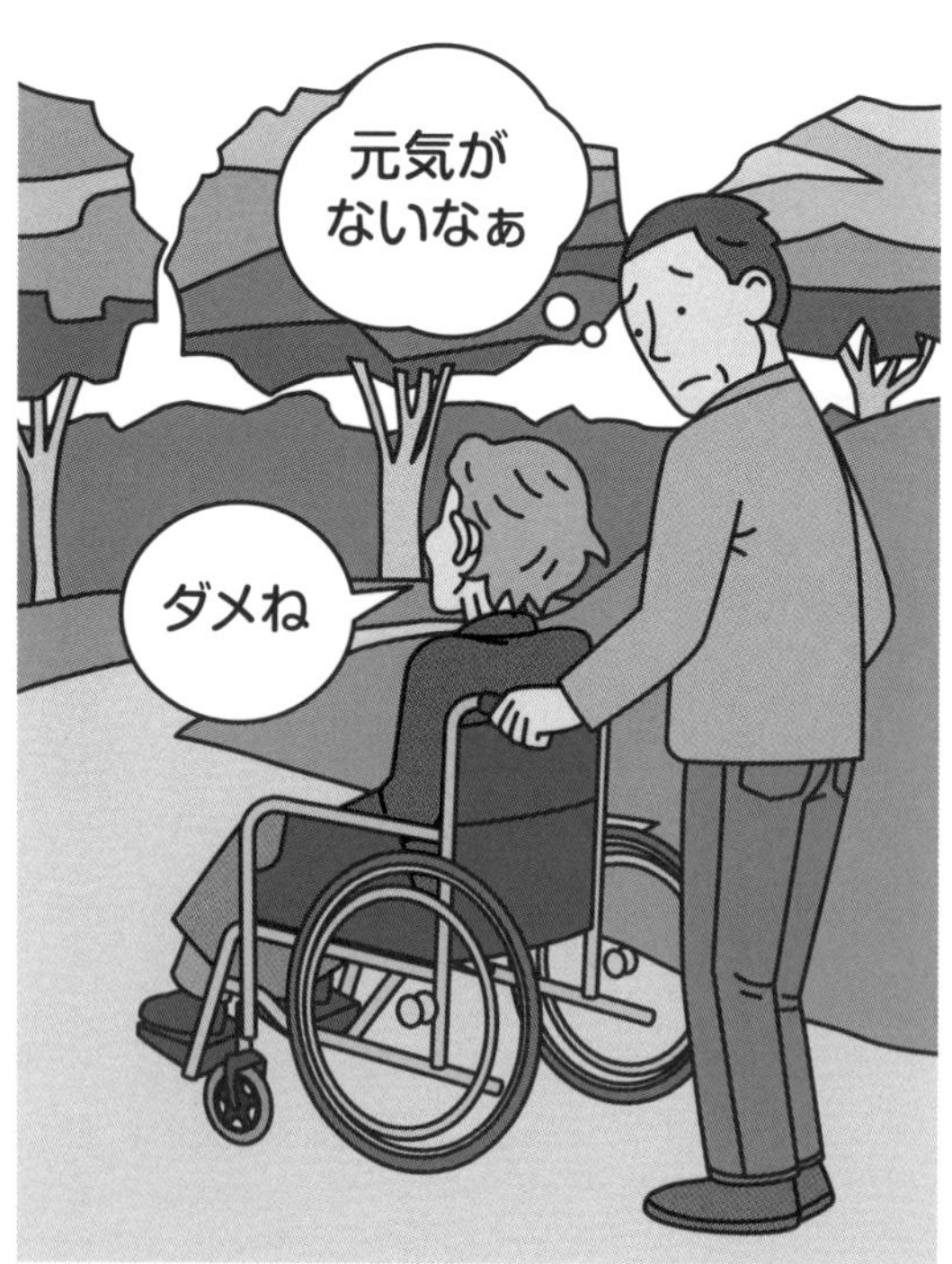

元気を出さなきゃダメだ もっとしっかりしてくれなきゃ困るよ

覇気がない様子を見ていると、つい「元気を出して」と声をかけたくなります。しかし、このような「抑うつ」の状態では、励まされたり応援されたりしても、本人にはどうしようもありません。「励まされても期待に応えられない」と感じてしまい、逆効果になる場合もあります。

これもNG

- 本人が拒否しているのに、ショッピングに連れていく。
- 「軽い運動をしたほうがいい」と決めつけ、散歩を強要する。

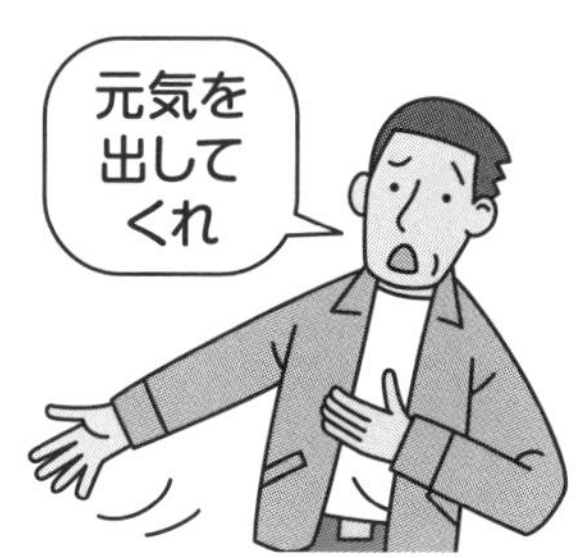

余計なことを言わずに見守り、「そばにいるから心配しないで」と伝える

認知症の進行による「抑うつ」の原因は人によって異なります。薬物治療や心理的治療が必要な場合があるので、まずは医師に相談しましょう。サポートする場合は、安心できる環境を整えることが第一。否定したり強要したりしないで、そばで支えていることを伝えましょう。

これもグッド

- 本人が好きな音楽をかけて、部屋でいっしょに聞く。
- 本人が好きな食べ物を購入して、いっしょに食べる。

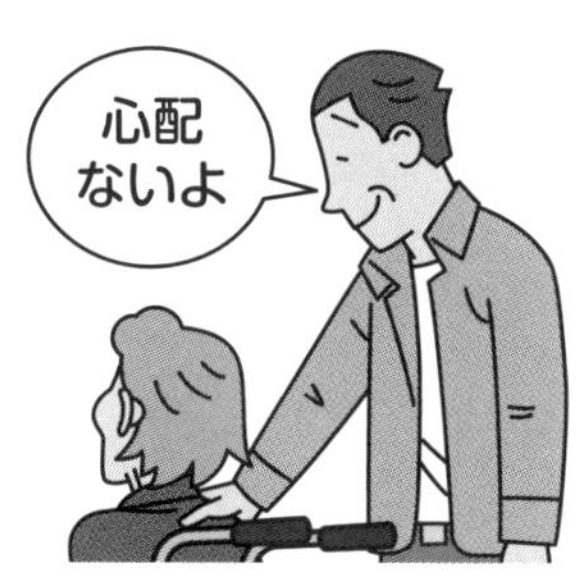

アルツハイマー型で直列思考の人は抑うつの症状に陥りやすい

一つの出来事に対して直線的に原因を追究する直列思考の人は、よくないことが起こると、無責任に他人のせいにできず、自分の内側にある原因を探ります。この思考パターンは長年しみついたクセのようなものなので、自力で脱出することが難しいのです。

「まじめな人ほどうつになりやすい」と言われますが、認知症の抑うつにも、同じことが言えます。**まじめで誠実で勤勉な人ほど、この思考パターンに陥りやすい**のです。

一方、アルツハイマー病が原因ではなく、アルツハイマー病の約30％の人に、この抑うつの症状が出るというデータがあります。抑うつの状態になると、いつも気分が晴れず、気がめいり、悲観的な発言が増えてきます。「どうせ自分なんか〜」「自分が悪いのだけれど〜」など自分を責めるような言動も目立つようになり、不安や絶望、悲しみなどの感情に心が支配されます。

このように心理的に不安定な状況に対して、**自分のなかに原因を求めるのは、抑うつになりやすい人の特徴**であると言えます。

生活環境の大きな変化が原因で抑うつの症状を引き起こす場合があります。この場合、きっかけは以下のような出来事です。

- 配偶者や家族や親族との死別
- 転居や施設への入所
- 社会的な孤立や経済的な困窮

いずれにせよ、抑うつの症状が見られる場合は早めに医師に相談しましょう。投薬や心理的な治療によって症状が軽減される可能性があります。

また、そばでサポートする人は、無理強いをせず、本人のペースに合わせて寄り添います。「がんばれ！」と励ますのではなく、「私がそばにいるから大丈夫」とやさしく声をかけることが大切です。

サポートのヒント 最近よく耳にする「アパシー」って何？抑うつと何が違うの？

「アパシー」とは何事に対してもやる気が出なくなる状態、すなわち意欲減退を意味します。さらに発動性（自分から行動する能力）も低下すると、外出の機会が減ります。やがて、他人と会うことが面倒になり、いわゆる「引きこもり」につながることがあります。

抑うつとの違いは本人が苦痛を感じているかどうかです。同じように見えても、アパシーの場合は、抑うつに見られるさびしさや孤独感などネガティブな感情をともないません。

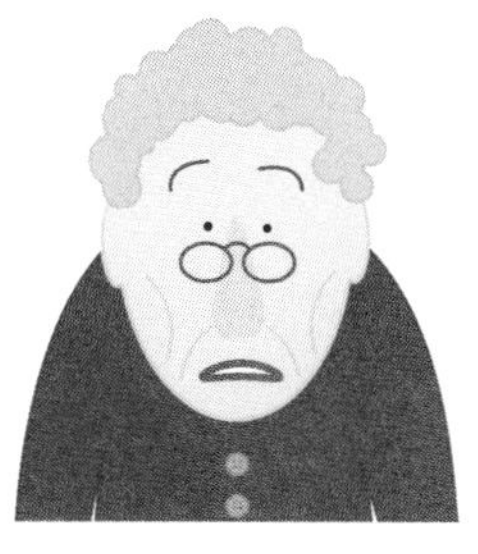

ハラハラ期

04

被害妄想

「大切な預金通帳がなくなった！」「あなたが盗ったのね」と家族を疑う

・・・本人はどう思っている？・・・

通帳が見当たらないのは だれかが盗んだから！

貯金通帳はとても大事なので、
保管場所を変える

隠したことも
隠した場所も忘れる

あっ、通帳がなくなった！

あなた！
盗んだ
でしょ
ひどい！
私じゃ
ないわ

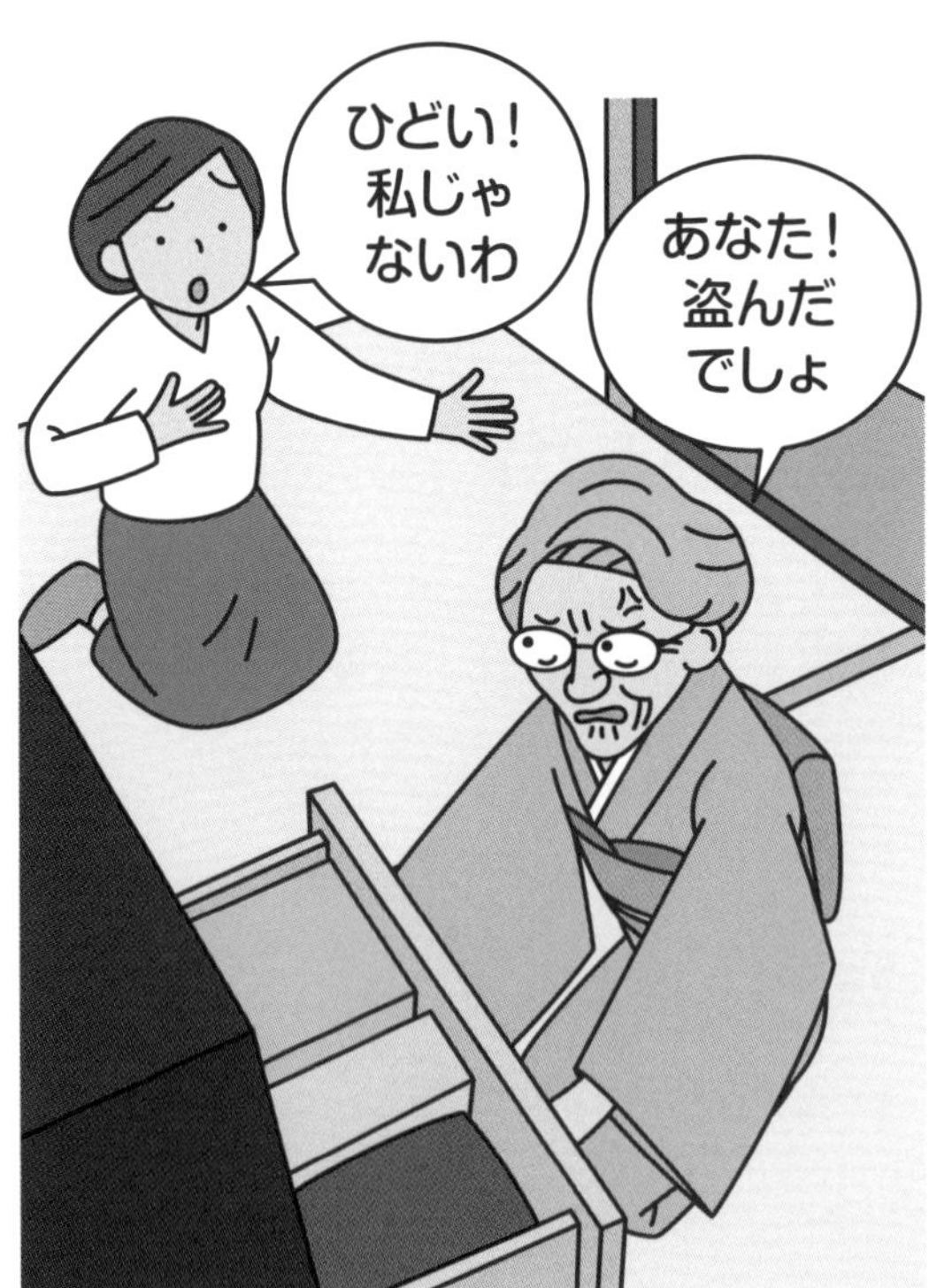

「私が盗むわけないじゃない！」と強く言い返してから無視する

たとえ家族でも、「あなたが盗ったのね」と疑われると腹が立つので、強い口調で言い返してしまいますが、本人は信じ込んでいるので納得しません。「盗っていないこと」を言葉で説明しても、信じてもらえません。預金通帳が出てくるまで、本人といっしょに探しましょう。

これもNG

- 「私が探しておくから心配しないで」と声をかける。
- 「明日、銀行に連絡して口座を停止してもらうから大丈夫」とウソをついてごまかす。

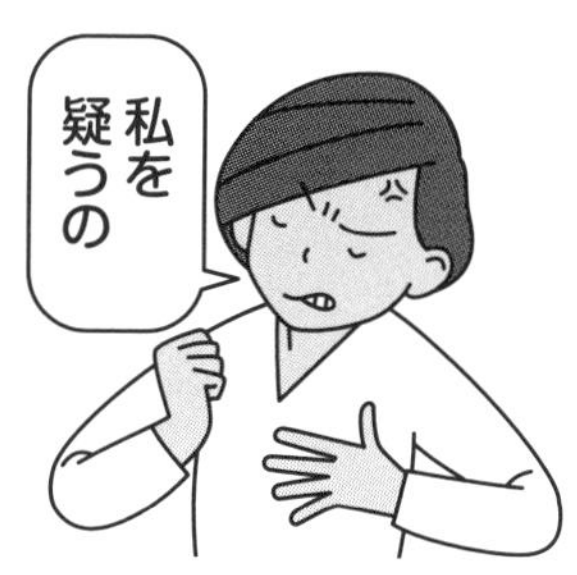

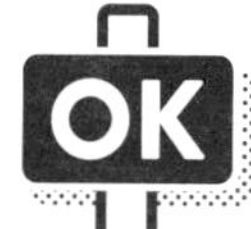

「お母さんの勘違いだよ」と否定してから、「いっしょに探しましょう」と提案する

どこに置いたかを察知できる場合も、一人で探すのはNGです。もし、通帳を発見できても「犯人だから隠し場所がわかるのね」と疑われます。必ずいっしょに探すようにしましょう。本人の目の前で発見すれば、「私の勘違いだったのね」と納得してもらえる可能性が高くなります。

これもグッド

- 家族を総動員して全員でいっしょに探す。
- 「印鑑はここにあるから大丈夫。明日、再発行してもらう」と説明する。

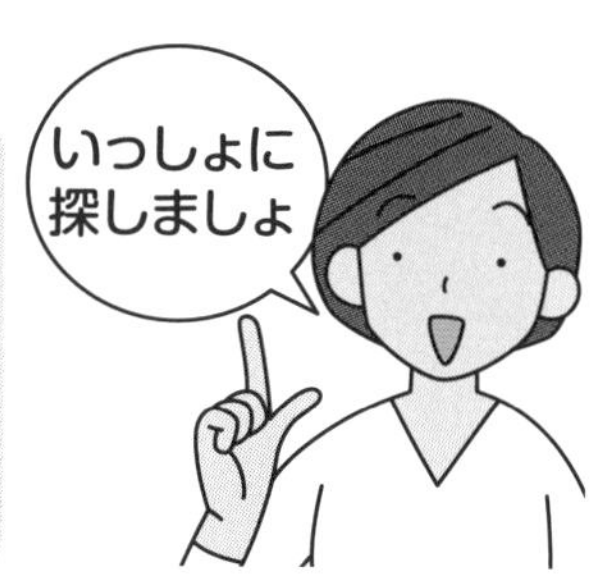

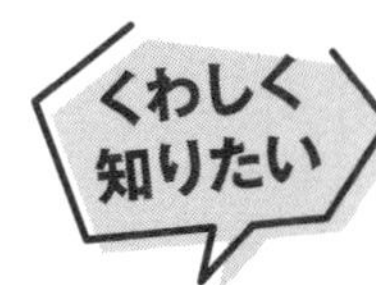

焦燥から妄想に突入するまでの「負のサイクル」の流れを理解しておこう

実際に盗まれていないのに、本人が「盗まれた！」と思い込んで断定するのは、認知症の被害妄想の一種である物盗られ妄想に当てはまる症状です。

そもそも、妄想とは、ただの勘違いの枠を超え、**現実的にはありえないことを信じ込んでしまう**ことです。本人の心のなかには確信があるため、「それはちがう！」と理詰めで説明・説得しても納得してもらえません。

被害妄想の症状は人によって異なり、物盗られ妄想以外には、以下のような例があげられます。

- **被害妄想**……近所の人が自分の悪口を言っている。
- **見捨てられ妄想**……自分は家族に見捨てられている。
- **誇大妄想**……「自分はこの施設のオーナーだ」と（実際はウソをついて）自慢する。
- **嫉妬妄想**……配偶者が浮気をしている（132ページ）。

ここで、下の図を参照してください。こちらは、**物盗られ妄想の負のサイクル**を図化したものです。

「預金通帳（お金）は大事」という思い込みから、焦燥（あせる気持ち）が生まれ、それが通帳をしまい込む行動に結びつきます。

そのあと、記憶障害によって隠したこと自体を忘れてしまうため、不安な気持ちになって元の保管場所のタンスを探し、通帳がないことに気づきます。さらに、判断力が低下しているため、「だれかが盗んだ」と推測し、「嫁が犯人だ！」と妄想します。

もし預金通帳を発見して**一時的に問題が解決しても安心できません。**再びスイッチが入れば、同じような負のサイクルに突入してしまうので、サポートする家族には、気長に見守ることが求められます。

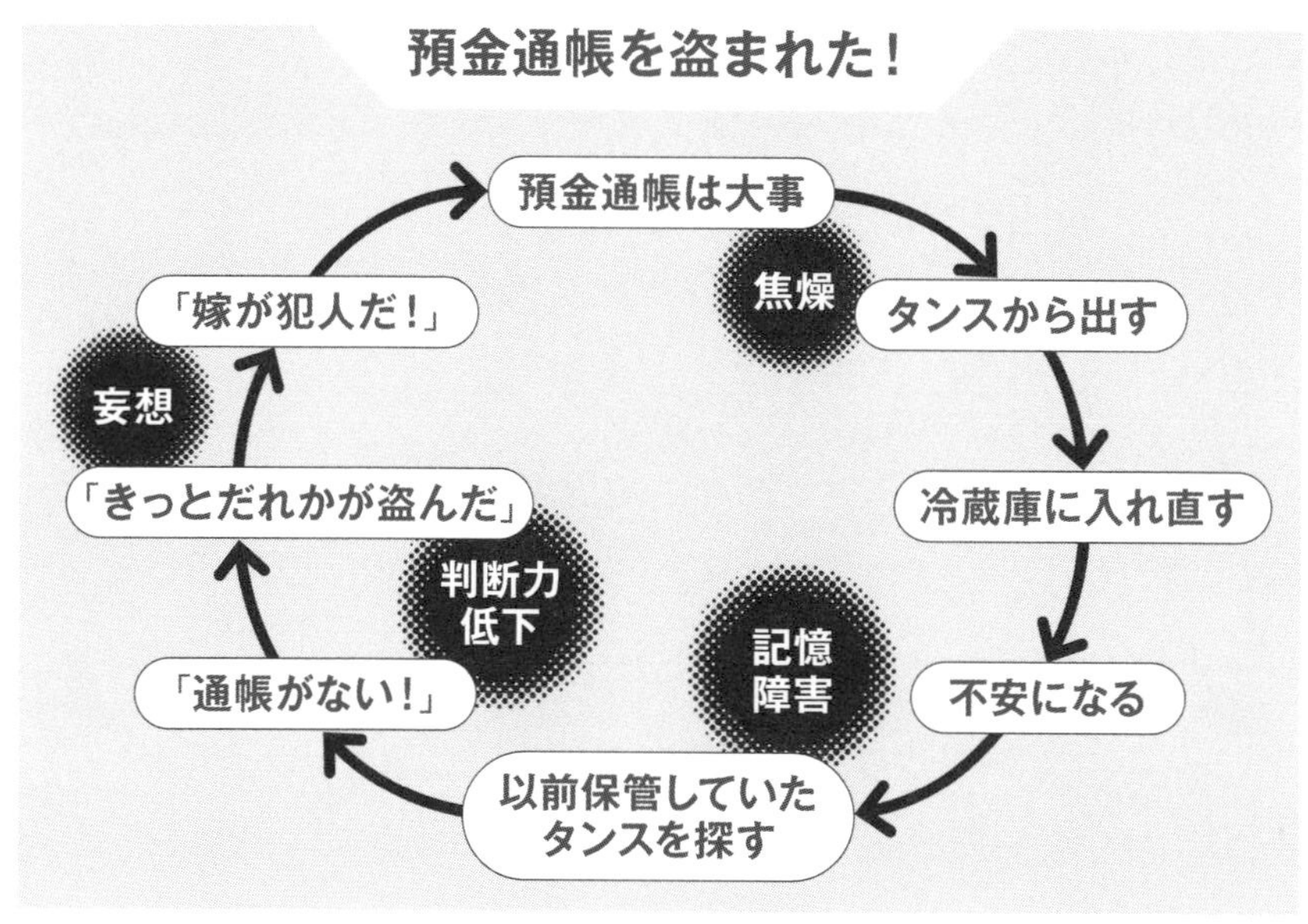

ハラハラ期 05

嫉妬妄想

妻が外出するのは「浮気しているからだ」と信じ込んでしまう夫の心境とは？

・・・本人はどう思っている？・・・

おしゃれな服を着てまた妻が出かける！

最近、妻がめかしこんで頻繁に外出するようになった

よそ行きの服を着てしっかり化粧をしている

恋人と会う？ 浮気？

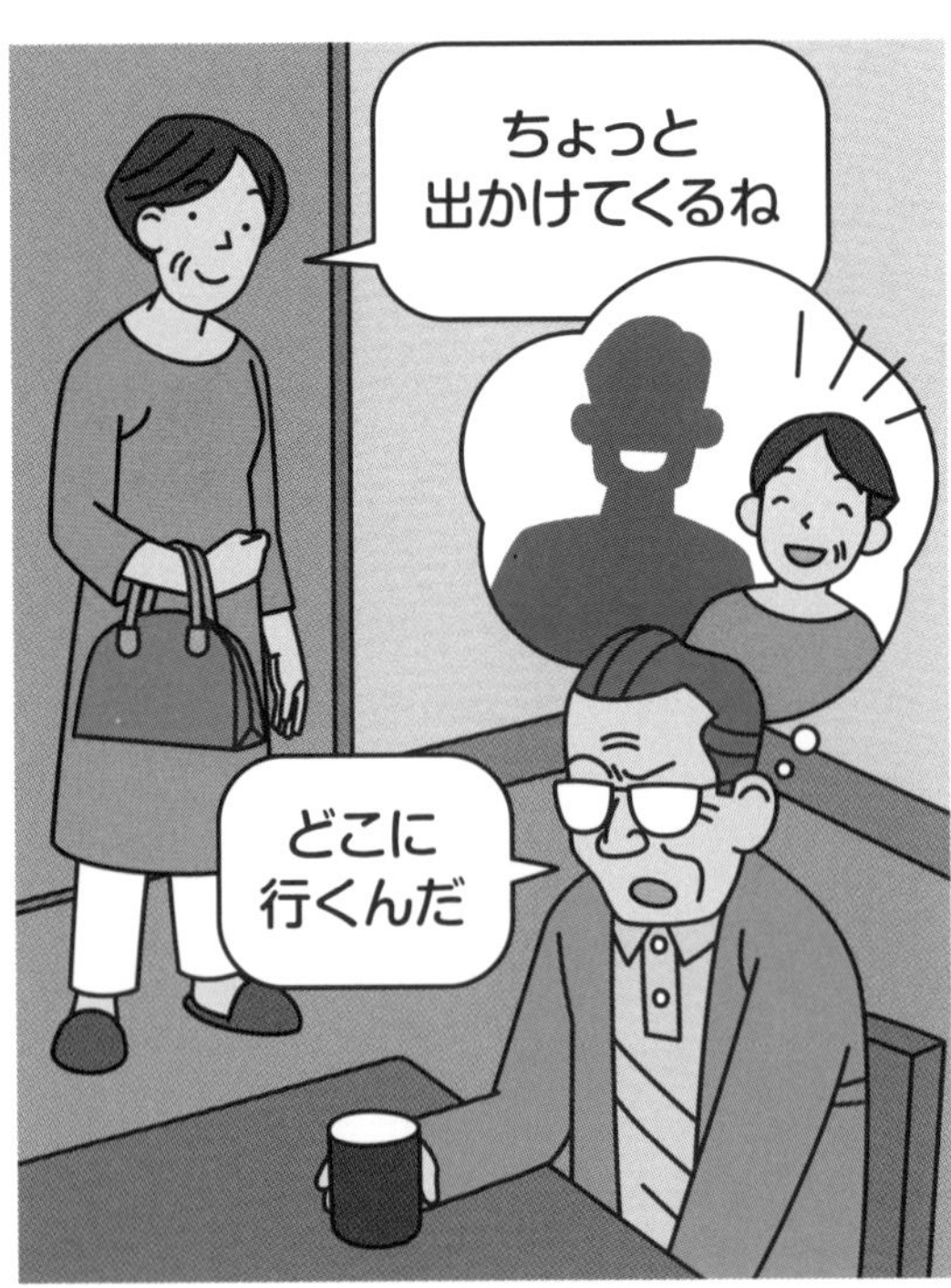

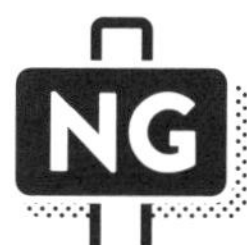

浮気なんかするわけないじゃないの！お父さん、どうかしているんじゃない？

「浮気をしている」と信じ込んでいる人に、「するわけがない」と言い返しても、納得してくれません。論理的に説明したり証拠を見せたりしても、ほとんどの場合、疑惑を消すことはできません。また、納得したとしても、何らかのきっかけで、再び妄想にかられてしまいます。

これもNG

- 「そんなに疑うなら、いっしょに出かけてみる?」と誘う。
- 「私のことが信じられないなら離婚します」といって脅かす。

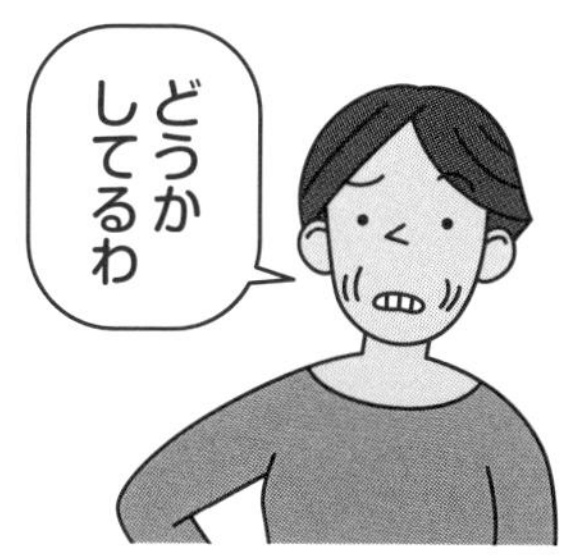

「誤解するのも仕方がない」と受け止め、「信用してくれないのは悲しい」と伝える

一人で説明しても納得してもらえないときは、家族（娘や息子）に頼んで、勘違いであることを説明します。本人（お父さん）が自分（配偶者）にとって、いかに大切な存在であるかをアピールしてください。否定的な言葉は使わず、相手の気持ちを受け止めるようにします。

これもグッド

- 外出するときは用件を告げ、「いっしょに行かない?」と誘ってみる。
- 外出先から電話を入れ、帰宅時間を伝えるようにする。

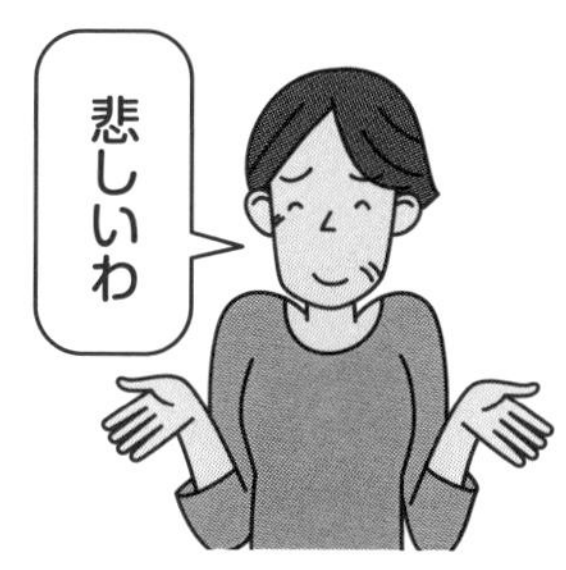

嫉妬妄想の誤解をとくために家族の協力が必要になる

ここで例をあげた嫉妬妄想は、女性よりも男性に多いといわれています。理由を明確に説明することはできませんが、仕事をリタイアしたシニアの場合、一般的に男性よりも女性のほうが社会的なつながりがあるからではないでしょうか。

女性の場合、女友達とランチやショッピングを楽しむことで、ストレスを発散することができます。

自分よりも出かける機会が多いお母さんがソワソワしている姿を見たお父さんは、「楽しそう→恋人と会うから楽しい？→外で浮気をしている？」と疑うようになるのです。

はじめはただの疑惑でも、何度かこの体験を繰り返すことで、疑惑が確信に変わります。

一方で、普段から妻が夫に対してつれない態度をとることで、ストレスが溜まり、それが心理的な要因になっている可能性も考えられます。

この嫉妬妄想は、認知症のほかに、統合失調症やうつ病などの精神疾患が原因となる場合があります。なかには「オセロ症候群」と呼ばれるような異常な嫉妬や妄想に発展するケースもあるので注意が必要です。

残念ながら嫉妬妄想は、専門医のなかでも手ごわい症状として知られています。嫉妬妄想がエスカレートした場合は、夫婦で別々に暮らすしかない場合もあります。

「あら、またお父さんが嫉妬している」と軽く受け流すのはやめましょう。息子や娘に協力してもらい、家族で真剣に話し合ってみるのが、よい方法です。

夫婦でいっしょに食事に出かけたり、旅行に出かけたりすることも有効です。

また、心療内科のカウンセリングを受けるという方法も効果的です。カウンセラー（第三者）をはさむことが、パートナーとの関係性を見直すきっかけになることもあるので、おすすめできます。

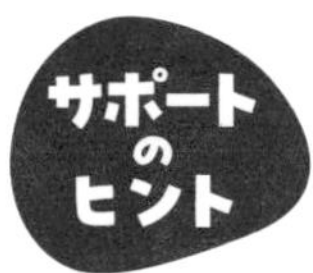

嫉妬妄想を放置しておくと思わぬトラブルを招く結果に

認知症による嫉妬妄想を放置しておくと、思わぬトラブルに発展する場合があります。本人が固く信じ込んでいる場合、周囲の家族や介護者が強く介入しすぎると、かえって不信感が芽生えてしまうのです。

「みんなで結託してオレをだましている」と受け止めないように配慮してください。嫉妬妄想の背後にある不安な気持ちに寄り添いながら、家族旅行やキャンプなどに出かけるなど、いっしょに行動する機会を増やす方法もあります。

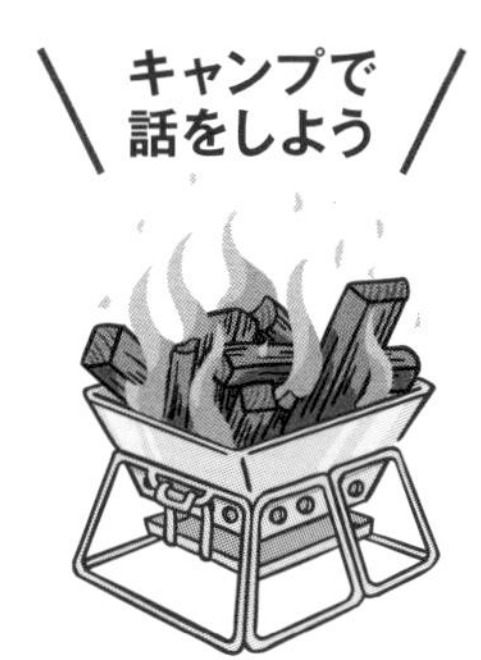

ハラハラ期

06

幻視

「ほら、あそこ！女の子がいる」見えないものが見えるのは霊感が強い？

・・・本人はどう思っている？・・・

女の子が立っている！あの子はだれ？

夜になると部屋の外に
女の子が立っているのが見える

家族に聞いても
とりあってくれない

あの子は幽霊なのか？

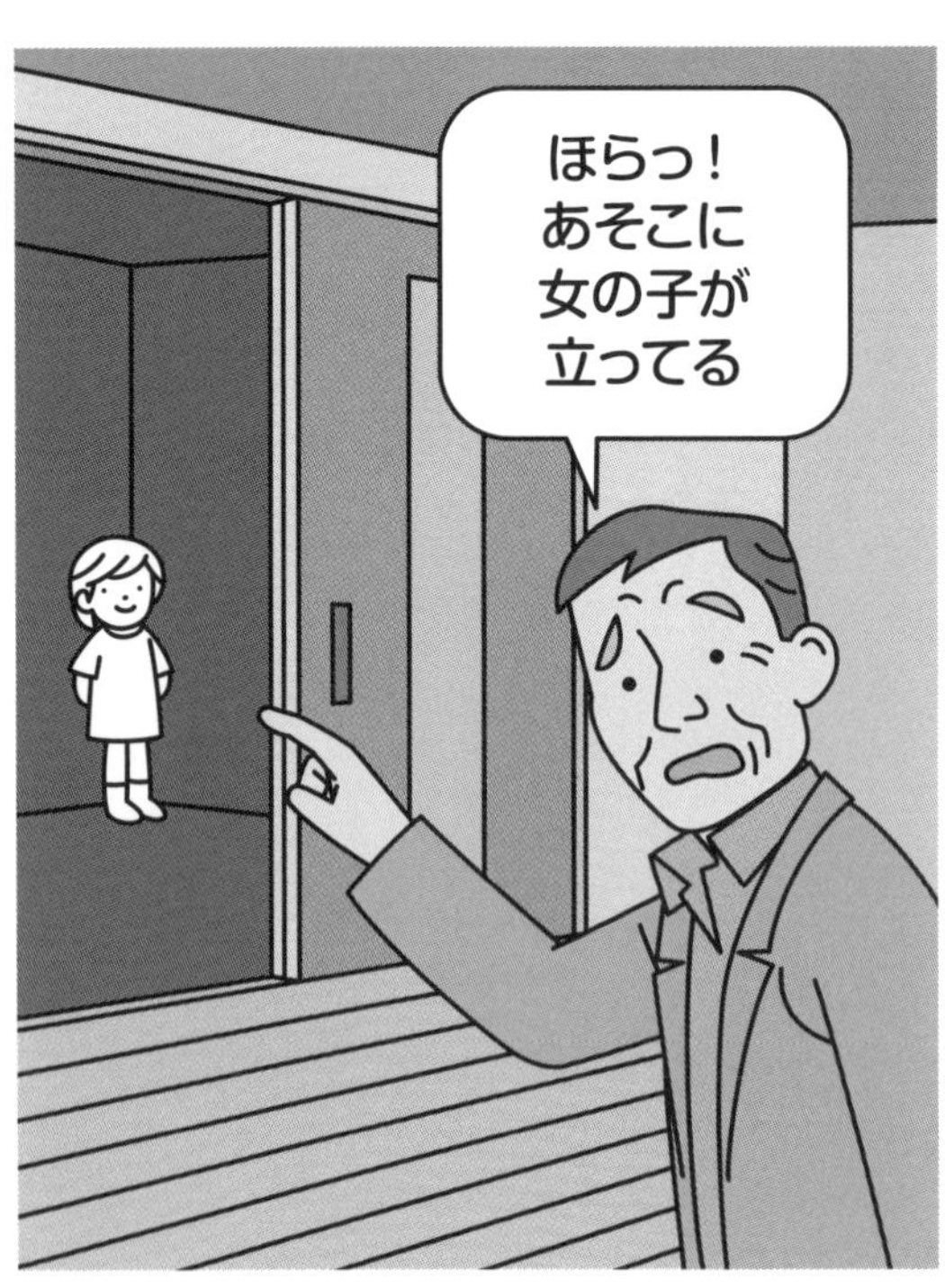

お父さん、しっかりしてください！「だれもいない」ってみんな言ってるでしょ

見えないものが見えるのは「幻視」という症状です。本人は実際に対象（おもに子どもや動物など）が見えているので、周囲の人が「見えていない」と証言してもなかなか信じてもらえません。病人のようにあつかうと信頼を失う可能性があるので、言動には注意しましょう。

これもNG

- 写真を撮影して本人に見せ、だれもいないことを納得してもらう。
- 「小さな女の子がこんな時間に出歩いているはずがない」ととりあわない。

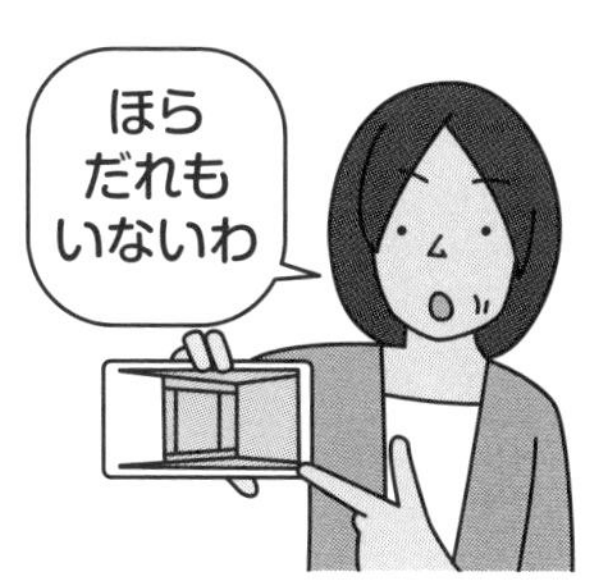

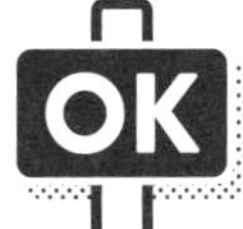

「どんな子が見えるのか、教えて」と頼み、本人の気がすむまで話を聞く

本人の発言や行動を頭ごなしに否定しないことが大切です。本人には対象がはっきり見えています。客観的に判断して明らかな幻視であっても、本人の発言を無視しないようにしましょう。「見えていること」を否定せず、本人が納得するまで話を聞くようにしましょう。

これもグッド

- 幻視を頭ごなしに否定せずに話を聞き、しばらくしてからちがう話題をふる。
- 「いっしょに探してみましょう」と提案して、家のなかを歩き回る。

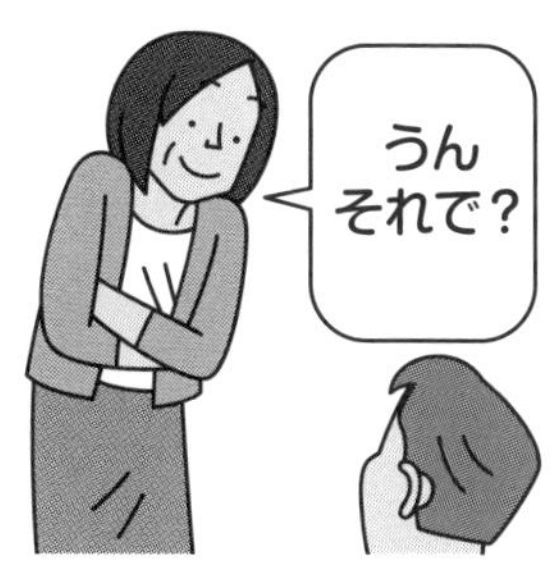

本当に存在しているかどうかにこだわらず、「見えていること」を尊重する

認知症が原因となる「幻視」とは、実際には存在しないものが見えてしまう症状です。レビー小体型認知症が原因で、高い確率で幻視の症状が出ることが知られています。

このレビー小体型認知症では、はじめに認知機能の低下が見られ、そのあとパーキンソン病のような運動障害が出ることもあります。パーキンソン病の症例としても、幻視が報告されています。

幻視は夕方から夜にかけて出現する場合が多く、本人は見たものをしっかりと覚えています。幻視を病気の症状として自覚していないため、周囲が頭ごなしに否定すると、本人の心を傷つけてしまうこともあるので注意が必要です。

幻視の症状がある人と接するときは、サポートする人が、**本人の話をまじめにしっかりと聞くことを意識しましょう。**

幻視の具体例は以下のようなものです。

- 知らない人が家のなかにいる。
- 壁や家具に虫がたくさんついている。

・机の下に100人、人が立っている。
・ベッドのシーツのシワが蛇に見える。

また、このような幻視の症状は、環境の変化によって引き起こされる場合があります。気候の変化、引っ越し、入院などをきっかけに、突然、見えないものが見えるようになったという人もいます。抗うつ薬、抗不安薬、睡眠薬などが原因になる場合もあります。

幻視が頻繁に起こるようになると、本人も周囲の人も気が休まらない状態に陥ってしまうので、家族が「認知症だから仕方がない」と見過ごさず、早めに医師に相談するようにしてください。

医師に相談する前に、サポートする人が、幻視の時間、対象、頻度などを書き留めておくのもよい方法です。

サポートのヒント 認知症と間違われやすい「せん妄」とはどんな症状？

「せん妄」は意識レベルの軽度の低下を背景に急速に発症する症候群で、転居や入院などの環境の大きな変化や強いストレスなどが原因になります。焦燥・興奮、攻撃的な行動、意欲減退、認知機能の低下、幻視など、認知症と同じような症状が現れるため、混同されやすいのですが、実際にはまったく別の症状です。

認知症の場合は症状が持続されますが、せん妄は一過性の症状なので、治療や適切な対応によって完全に回復するケースも少なくありません。

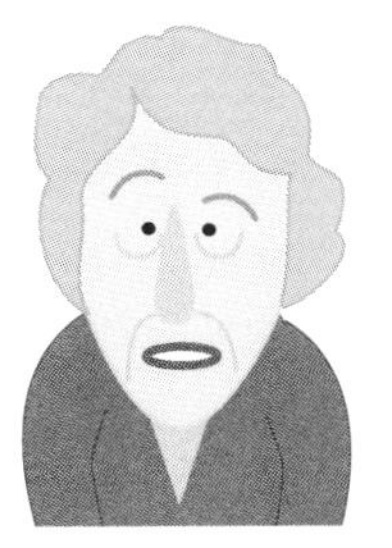

ハラハラ期 07

夕暮れ症候群

自分の家にいるのに、夕方になると「そろそろ帰らなきゃ」と身支度するわけは？

・・・本人はどう思っている？・・・

あれ、ここはどこ？ どこにいるのか、わからない

夕方になると不安な気持ちになる
夕方にソワソワする

↓

安心できる場所に戻りたい
昔のあの家に帰りたい

↓

自分の家に帰らなきゃ

そろそろ
おいとま
します
お母さん！
どこに
帰るつもり？

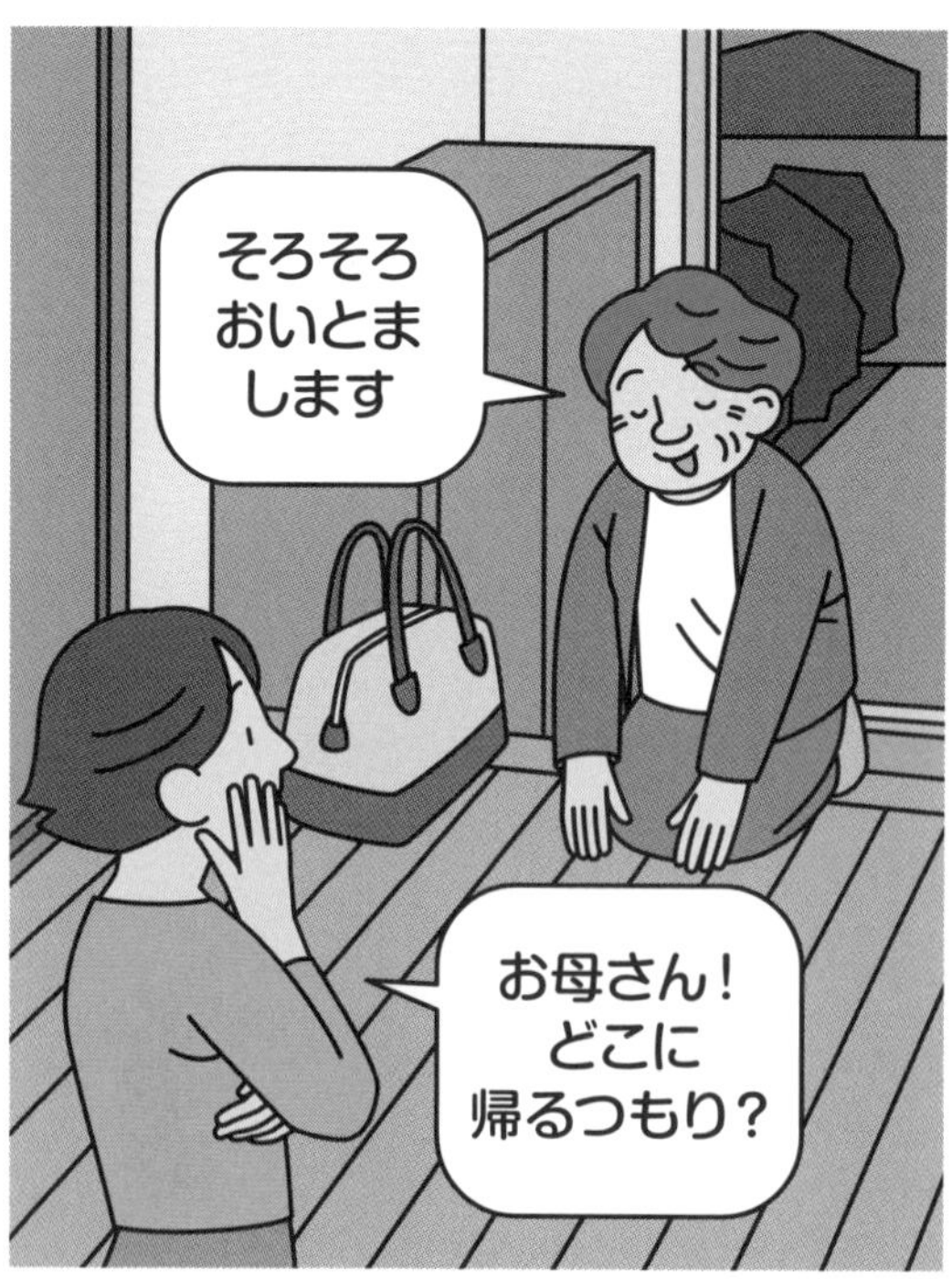

どこに帰るの？ しっかりして！お母さんの家はここでしょ

夕方や夜になると不安や焦燥などで落ち着かない、家を出て、若いころ住んでいた自分の家に帰ろうとするなどの症状を「夕暮れ症候群」と言います。このような症状が出たら、本人の言動を頭ごなしに否定しないことが大切。安心感を与えられるように努力しましょう。

これもNG

- 「帰りたいなら、帰れば」と言って突き放す。
- 「○年前に引っ越したから、家なんてどこにもない」と指摘して、勘違いをしていることを自覚してもらおうとする。

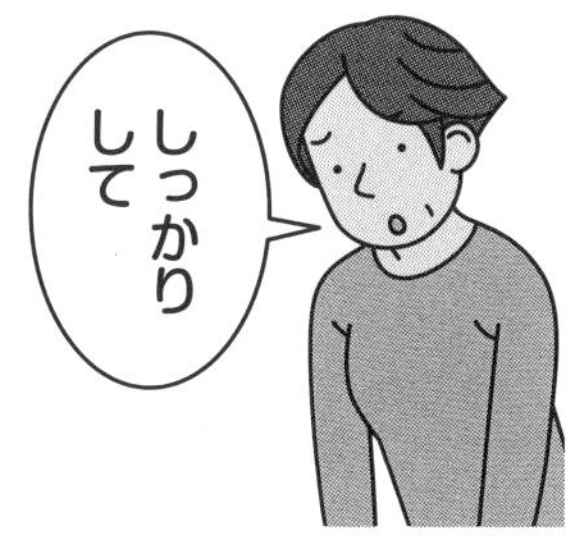

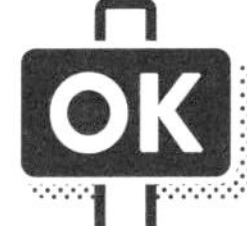

「今日は疲れたでしょうから、泊って」と言いながら引き留めて本人の話を聞く

夕暮れ症候群の背後には不安・焦燥などの感情が潜んでいる場合が多いので、まずは安心してもらうことを第一に考えましょう。本人の言動を受け入れ、一度落ち着いてもらうような対応をします。その場で話を聞く、お茶を飲む、いっしょに散歩をするなどの方法があります。

これもグッド

- 「帰る前にお茶でも飲みませんか」と提案する。
- 「送っていきます」と言って外に出て、しばらく近所を散歩して様子をうかがう。

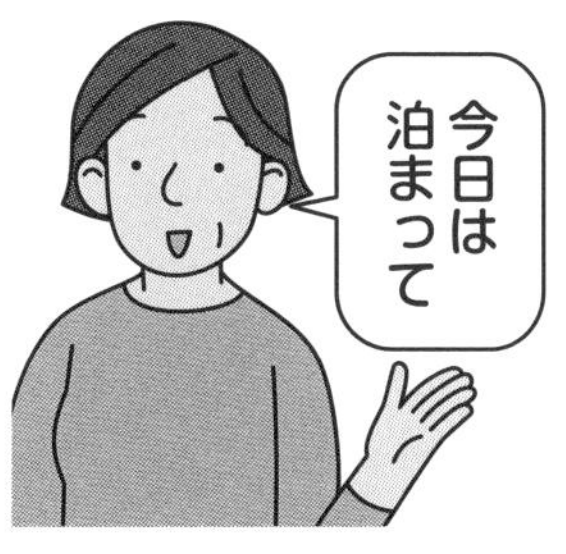

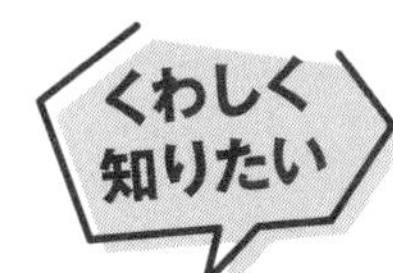

夕暮れの帰宅願望だけではなく、人によってさまざまな症状が出る

認知症の夕暮れ症候群は「場所に対する見当識障害」とも呼ばれますが、じつはさまざまな要因が複雑にからんでいるため、原因を一つにしぼることはできません。

夕暮れとともに荷物をまとめ、「自分の家に帰る」と主張するある患者さんに、「家に帰ってどうするのですか？」と尋ねたところ、「早く家に帰って子どものお弁当の準備をしなければならない」と答えました。

「早く家に帰りたい」と願うことを「帰宅願望」と呼びますが、この家は、若いころ自分が輝いていた時代の家や楽しく暮らしていた子ども時代の家であることが多いようです。

ですから、見当識障害で今いる場所がわからなくなっているわけではないのです。

具体的に、夕暮れ症候群の対応策としては、以下のようなものがあげられます。

- 静かで明るい環境を提供し、気持ちを落ち着かせるように配慮する。
- 思い出話や本人が興味のある話題を持ちかけて気をまぎらわせる。

- 日中は散歩など適度な運動をしてもらい、夜は睡眠を促す。
- 帰宅願望の症状が出たら「送りましょう」と言って外に出て、しばらく散歩をする（本人が忘れるのを待つ）。

夕暮れ症候群の場合、明確な定義や診断基準がなく、夜間に意識障害や認知機能の低下が起こる「夜間せん妄」と類似点が多いため、一見しただけでは区別がつきにくい場合があります。

いずれの場合も、家族やサポートする人に大きな負担がかかる可能性があるため、早めに医師に相談したほうがよいでしょう。

介護サービスを積極的に利用する、内服薬を見直すなどの対策で状況が好転することがあります。

サポートのヒント 自宅に帰りたがるのは今いる場所の居心地が悪いから？

夕暮れ症候群の帰宅願望は文字通り「家に帰りたい」と願うだけではありません。今いる場所がわからない事実（場所に対する見当識障害）はあるにせよ、本人が求めているのは、「自宅＝自分が必要とされる場所」です。もしくは、自分が輝いていた時代、楽しかった時代に戻ろうとしているのかもしれません。

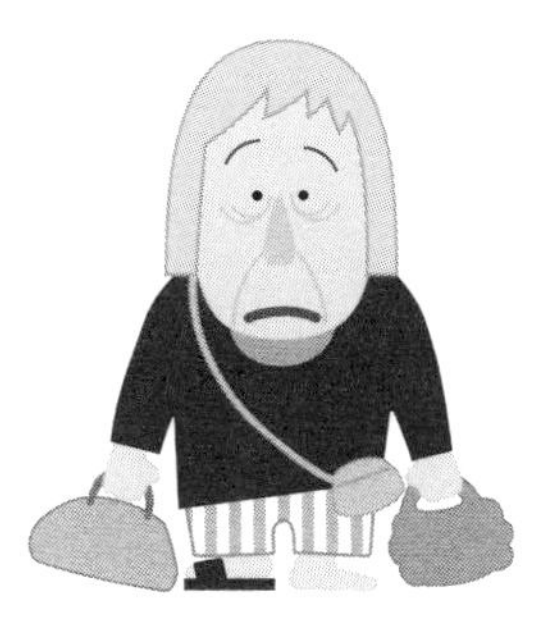

つまり、今いる場所に自分の役割がなかったり居心地が悪いと感じていたりする可能性があります。「病気だから仕方ない」とあきらめず、本人の気持ちを察して、接し方を変えてみることも大切です。

08

徘徊

目を離したすきに外出して戻ってこない！
家族みんなで探したら隣町で見つかった

・・・本人はどう思っている？・・・

理由は思い出せないが「外に出たい」と思った

ふと思い出したので、
昔の知人の家を訪ねてみよう

家族に止められないように
こっそり家を出よう

あれ、目的地を忘れてしまった

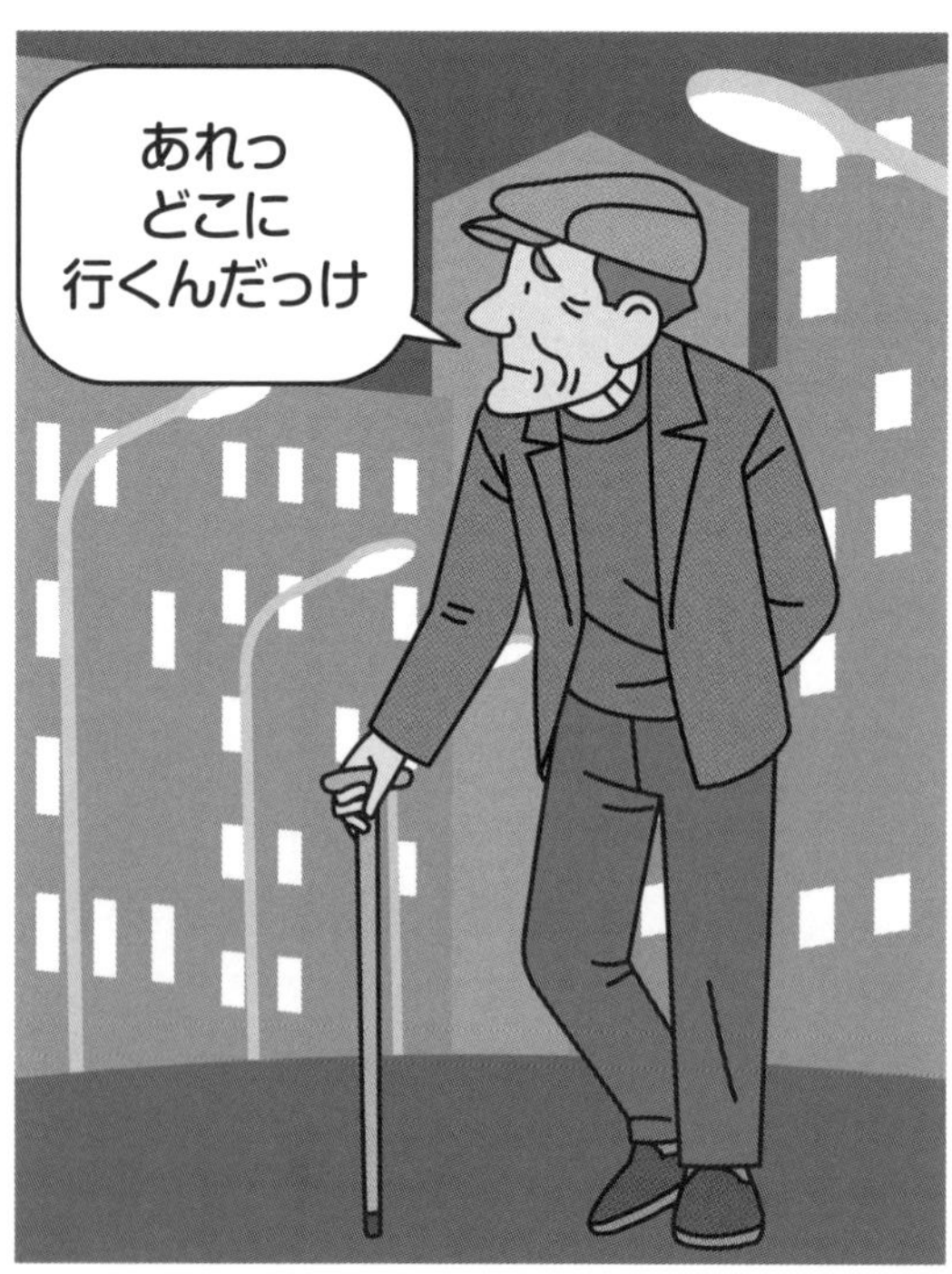

どうして出かけたの？ 心配したのよ もう一人で出かけないって約束して

　徘徊の症状が出ると、警察に捜索願いを出すこともあるので大変です。本人も、出かけた理由を忘れてしまう場合が多いので、「どうして出かけたの？」と問い詰めても答えられません。「一人で出かけないで」と叱りつけても、効果はありません。

これもNG

- 感情を爆発させて怒り、「もう迷惑をかけないで！」と叱る。
- 部屋から出ないように、ドアや窓に鍵をかけて閉じ込める。

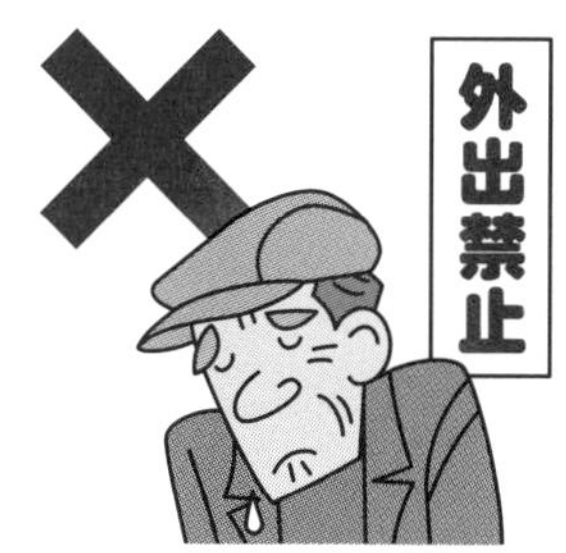

頭ごなしに叱りつけたりせず 次回の徘徊にそなえて準備する

徘徊の理由や目的を本人に尋ねても、ほとんどの場合、忘れてしまうために答えられません。家族ができるのは次回の徘徊にそなえること。具体的には、地域見守りネットワークに登録する、あらかじめ立ち寄りそうな場所に連絡を入れておくなどの方法です。

これもグッド

- GPS機能付きの携帯電話や腕時計の利用を提案する。
- 地域包括支援センターや自治体の窓口に相談しておく。

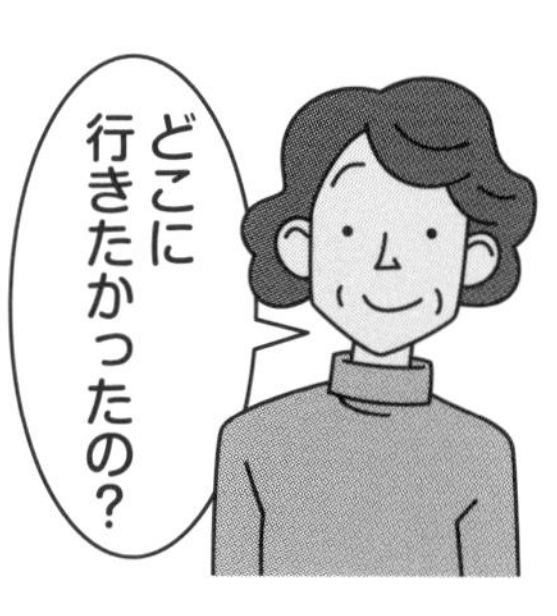

徘徊の理由や目的を聞いてもムダなので いざというときのサポート体制を整えておく

「徘徊」は単純な一つの症状ではありません。記憶障害、失見当識、注意障害、焦燥、脱抑制、幻覚・妄想などが**複雑に絡んだ状態と解釈できます。**

徘徊の目的もさまざまで、以下のようなケースが考えられます。

- 昔住んでいた自宅に帰ってみようと思い立って出かける。
- 友人の家を訪ねてみようと考えて、家を出る。
- 過去の記憶がよみがえり、勤めていた会社や通っていた学校を目指す。

このように徘徊をする人は、一時的な強い衝動に駆られて家を出ますが、しばらくするとその目的も忘れてしまいます。

同時に、時間的な感覚も鈍くなっているため、家を出たあと何時間も歩き続けることがあります。ひと晩中歩き続け、翌日、数十キロ離れた場所で発見されることもあるのです（まれにバスや電車も利用）。

実際に、徘徊をする高齢者の約1割は翌日以降に保護されています。

家族の立場で考えると、何らかの予防策が必要ですが、外出しないように見守っているだけでは、あまり効果がありません。家族の監視の目をうまく免れ、ちょっとした隙を巧妙について徘徊をするのは、めずらしいことではないからです。

徘徊の心配がある場合は、GPS機能付きの携帯電話や腕時計を持ち歩いてもらう、財布にGPS機能付きキーホルダーを付けておくなどの予防策を実行しましょう。

前述のように、徘徊にはさまざまな要因がからんでいるため、特効薬はありませんが、イライラして落ち着きがないときや幻覚・妄想が認められるときは、抗精神病薬が有効な場合もあるので、専門医に相談しましょう。

サポートのヒント

行方不明になったとき家族がとるべき行動は？

行方が分からなくなったときは警察に協力を仰ぎます。交番や警察署に出向く方法もありますが、警察専用相談電話（＃9110）や110番通報の利用をおすすめします。また、警察に相談するときは、住所、名前、年齢、体形、容姿、当日の服装などを正確に伝えるようにします。

本格的な捜索は行方不明者届が受理されてから始まるので、まずは家族で手分けをして、心当たりのある場所を探したり、地域の見守りネットワークに連絡したりしましょう。

これも
知りたい
04

薬を使わない非薬物療法ってどんなもの？

認知症の治療法は薬物療法と非薬物療法に分けられます。

薬物療法とは医師の診断により処方される「お薬」による治療のことで、早めに服用すれば、病状の改善や病態の進行を遅らせることに役立ちます。

一方、非薬物療法とは薬に頼らない治療法のことです。症状にもよりますが、薬物療法と非薬物療法を併用することで、より大きな効果を得られる場合があります。

認知症の行動心理症状（ＢＰＳＤ）が進行

回想法
お母さん、
この旅行のこと、
おぼえてる？
ええ、
楽しかった
わね

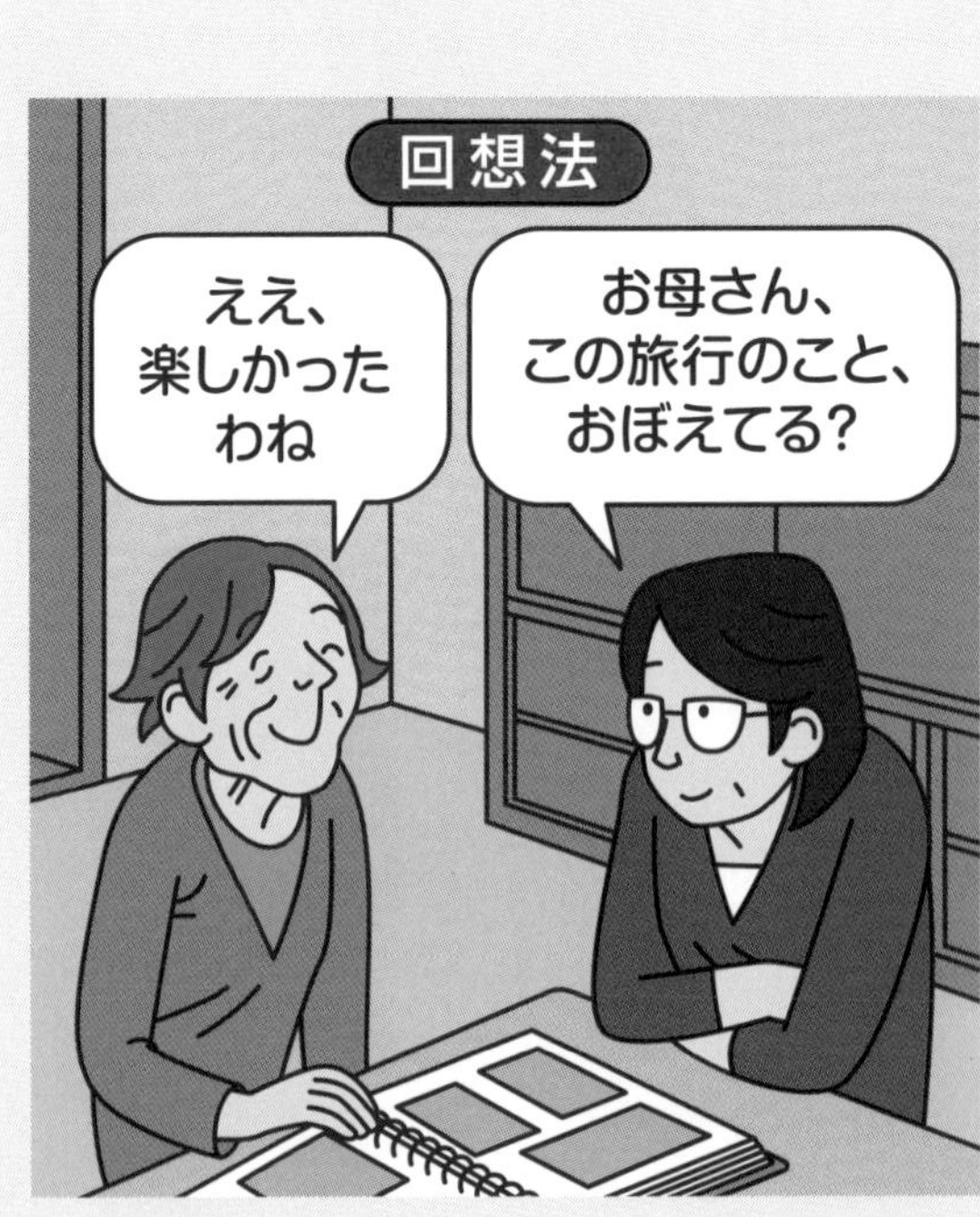

すると、家族にも大きな負担がかかります。

ここでは、行動心理症状に対して効果を期待できる非薬物療法に関する対応について詳しく見ていきましょう。

非薬物療法は大まかに以下の三つに分類できます。

❶環境や背景に焦点を当てた療法
❷感情に焦点を当てた療法
❸刺激に焦点を当てた療法

一つずつ説明していきましょう。

まず、「環境や背景に焦点を当てた療法」とはどんなものでしょうか。

これは、認知症の根っこにある不安な気持ちや焦燥感を取り除くために人間関係を含めた環境全般を改善することを指します。

行動心理症状の非薬物療法

環境や背景に焦点を当てた療法	・家族との人間関係の立て直し ・環境調整 ・病前性格を考慮した個別対応
感情に焦点を当てた療法	・回想法 ・バリデーション療法（確認療法）
刺激に焦点を当てた療法	・芸術療法（音楽療法） ・ペット療法 ・園芸療法

認知症になり認知機能が低下すれば、将来が不安になります。「この先、自分はどうなるんだろう」と考えてしまうからです。そんなときに必要なのは安心できる言葉を投げかけること。家族が率先して「そばについているから、心配しなくても大丈夫だよ」と伝えてあげてください。

また、家族や知人のなかに、一方的に叱ったり非難したりする人はいませんか? 記憶に関する機能が衰えたとしても、「感情」にまつわる記憶は残りやすいのです。人間関係を見直すことで、本人の気持ちが楽になるかもしれません。

次に、「感情に焦点を当てた療法」について。こちらは、以下の2つが一般的です。

・回想法

これまでの人生をたどり、楽しかったころや充実していたころを思い出すことで精神的な落ち着きを取り戻す方法。いっしょにアルバムを見ながら共感を持って昔話を聞くことで、本人の気持ちが晴れやかになります。記憶障害が少し改善する場合もあります。

・バリデーション療法(確認療法)

認知症の方とコミュニケーションをとるための一つの方法です。あえてマイナスの感情(悲しみ・怒り・怖れ・不安)を引き出し、共感することでストレスを軽減します。人生の未解決の課題と向き合い、サポートする意味もあります。
最後の「刺激に焦点を当てた療法」は以下の3つです。

・芸術療法（音楽療法）

塗り絵をしたり楽器を演奏したり、陶芸教室に通ったりすることが、感情の表出や言語化を促します。さまざまな研究で不安や気分の落ち込みへの効果が実証されています。

・ペット療法

犬や猫などのペットを飼うことで精神的に安定し、自発性や積極性が向上します。ペットがなつくことで自分の味方ができたと感じるようです。同居している家族の名前を忘れてもペットの名前をおぼえていることがあります。

・園芸療法

草花や野菜などを育てることで脳に刺激を与えます。周囲の人とのコミュニケーションにより新たな人間関係を築くことができます。運動不足を解消する、筋力の低下を予防するなどの効果も見込めます。また、収穫した野菜を親戚やご近所に配ることで感謝され、モチベーションも高まります。

認知症で施設への入所を考える前にやっておきたいことは？

❶ 介護保険と要介護認定までの流れ

介護保険は介護を社会全体で支えるための制度です。基本的には、利用者にデイサービス、デイケア、ヘルパー派遣、ショートステイなど在宅医療を与えますが、在宅医療が困難になったときは、施設の入所に向けてのサポートが受けられます。

この介護サービスを利用するためには、市区町村の窓口に要介護認定の申請をする必要があります。

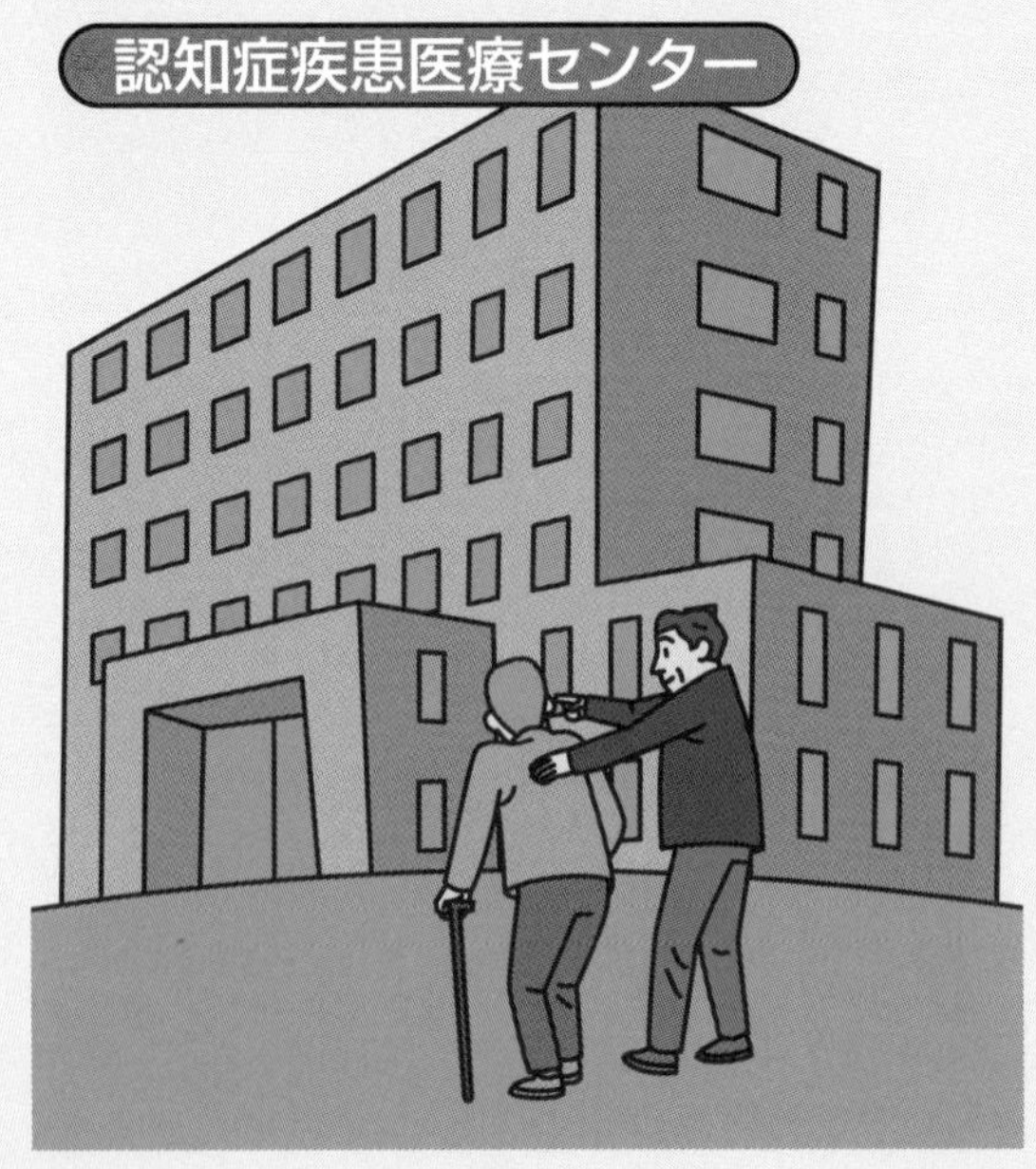

申請後にコンピュータによる一次判定と介護認定審査会による二次判定が行われ、最終的に要介護状態の区分が決定されます。市区町村や混み具合によって異なりますが、申請から区分決定まで1か月くらいかかります。

その後、要支援1・2の場合は地域包括支援センター、要介護1～5の場合は居住介護支援事業者にケアプランの作成を依頼してください。

介護保険制度は一般的に65歳以上の方が対象ですが、認知症や脳卒中などの特定疾病が原因で介護状態になった場合は、40～65歳でも利用できます。

❷ 認知症疾患医療センター

また、**認知症疾患医療センター**のことも覚えておきましょう。

市区町村の要介護認定までの流れ

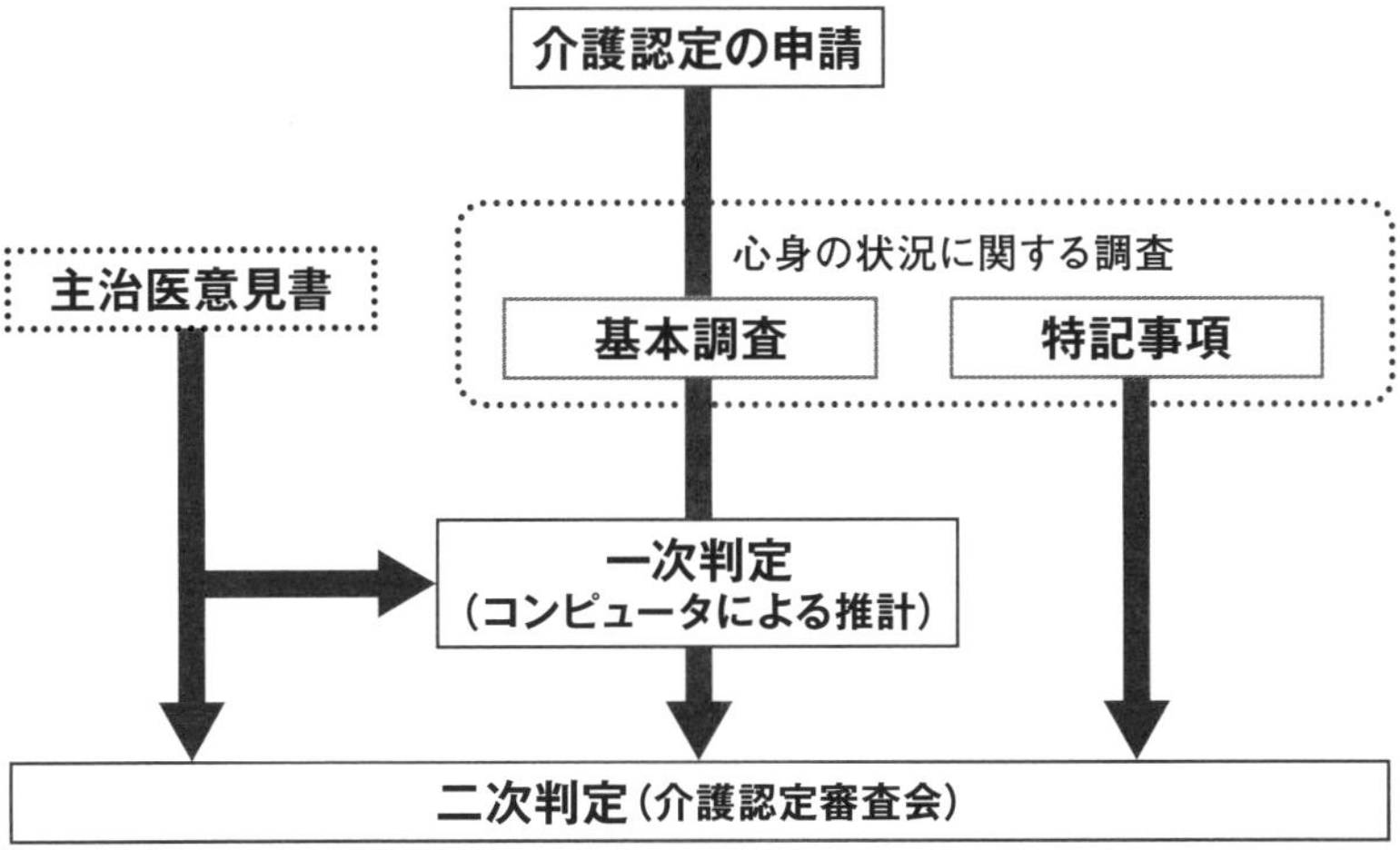

介護認定の申請
↓
心身の状況に関する調査（基本調査／特記事項）　　主治医意見書
↓
一次判定（コンピュータによる推計）
↓
二次判定（介護認定審査会）

厚生労働省のホームページ「要介護認定の流れ」をもとに作成。

認知症疾患医療センターとは、認知症に関する詳しい診断や行動心理症状への対応、専門医療相談などを行っている医療機関で、専門医が常駐し、介護・福祉施設、地域包括支援センター、地方自治体などとも連携しています。

認知症の診断において、かかりつけの医師では十分に対応できないとき、認知症疾患医療センターの専門医が適切に診断して介護支援につなげてくれます。幻覚・妄想など行動心理症状のある人がほかの病気（糖尿病・肺炎など）を合併したときも、地域の医療機関と連携して対応してくれます。

この認知症疾患医療センターは全国に約500か所あり、医療機関の規模により、基幹型（精神科の入院・治療にも対応した大規模な総合病院）、地域型、連携型（診療所をふくむ小さな病院）の3つに分類されています。

❸ 認知症初期集中チーム

さらに、認知症の早期診断、早期対応を目指す体制を整備するため、全国で認知症初期集中チームも整備されつつあります。こちらは、全国の市区町村や地域包括支援センター内に設置されたチームで、認知症の専門医や看護師、社会福祉士、介護福祉士などが連携して家庭を訪問し、医療・介護サービスを受けていない人を掘り起こしています。

たとえば、神奈川県横浜市には認知症初期集中チームが各区にあり、私は青葉区のチームに参加しています。

青葉区では、認知症の人やその家族、介護・医療などにかかわる医療関係者などが情報交換や交流を深める場として、認知症酒場「あざみ野オレンジバル」を開催しています。立場に関係なくお酒や食事を楽しみながら気軽に話し合えるこのイベントは毎回大盛況です（オンラインによる参加も併用）。

認知症を患者さんと家族だけで乗り切ろうとするとつらくなります。

しかし、相談できる人には迷わず相談し、頼れる人には思い切り頼ると考えれば、途端に気持ちが楽になります。

かかりつけの医師、専門医、ケアマネージャーなどへのコンタクトをきっかけに、ネットワークの輪を広げ、全員の力でサポートできる体制を整えましょう。

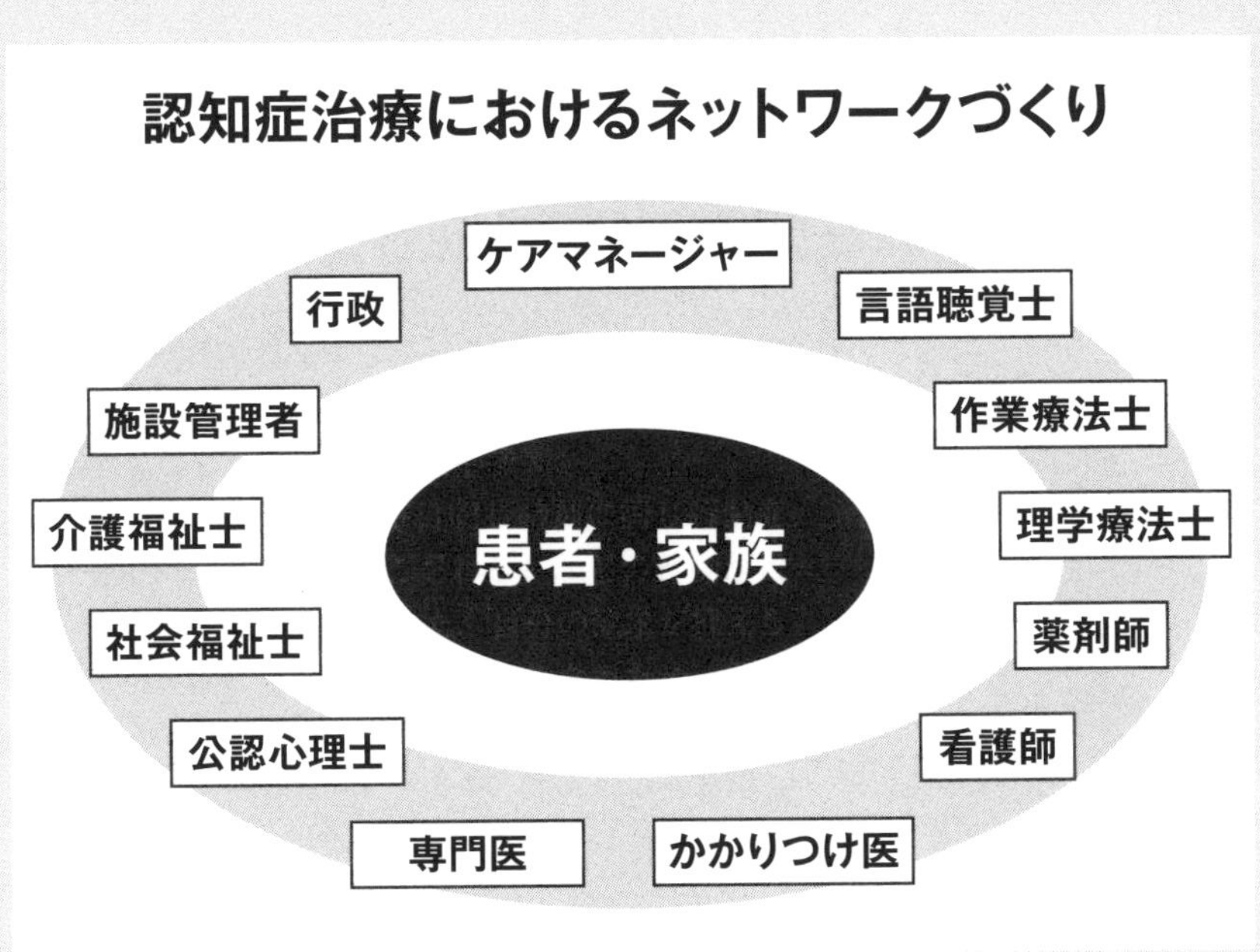

Column

深掘りポイント

認知症の治療に使われるのはどんな薬？

ここでは認知症の薬物療法について説明します。まず対症療法（症状をやわらげる治療）でよく使用される以下の4つの薬について、理解を深めておきましょう。

・ドネペジル（アリセプト）
・ドネペジル（アリドネパッチ）
　アルツハイマー型認知症とレビー小体型認知症に保険適用があります。意欲低下、無関心、抑うつなどの症状の改善に役立ちます。

・ガランタミン（レミニール）
　軽度・中程度のアルツハイマー型認知症に保険適用があります。認知機能の改善や日常生活動作の維持に役立ちます。

・リバスチグミン（イクセロンパッチ、リバスタッチパッチ）
　軽度・中程度のアルツハイマー型認知症に効果がある貼り薬です。臨床治験では、日常生活動作の改善や介護負担の軽減に効果があることが確認されています。

・メマンチン（メマリー）
　中程度のアルツハイマー型認知症に保険適用があり、注意障害、実行機能障害に効果があります。焦燥や易怒性（怒りっぽさ）、攻撃的言動などの行動心理症状にも効果があります。

認知症の薬は副作用を抑えるために、少ない量から始めて徐々に量を増やしていき、一定量を維持します。ただし、増量中に副作用が現れたときは、量を減らして調整します。
　また、イライラや興奮を抑える作用がある漢方薬の抑肝散（よくかんさん）も、認知症の治療薬として利用されることがあります。

第5章

認知症の進行を抑えるためにやっておきたいこと

きちんと食べ、定期的に運動し、
人づきあいをすることで、健康寿命が延びます。
心と体を健康な状態に保つことが、認知症の予防につながります。
ここでは、6つのポイントをあげて解説します。

認知症の進行を遅らせることで結果的に健康寿命が延びる

認知症にはさまざまな危険因子（原因になりうること）があります。

そのなかでも**最大の危険因子は加齢**で、60代以降は5歳年をとるごとに認知症の有病率が倍々で上昇していきます。

そのほか、**フレイル（虚弱）**、生活習慣病、頭部の外傷、脳卒中、社会的な孤立や抑うつ、遺伝的な傾向なども認知症の危険因子となります。

すべての危険因子を除外することはできませんが、健康な状態を少しでも延ばす努力をすることが大切です。それが結果的に認知症を進行させないことや、**健康寿命（要介護1以下の状態）**を延ばすことにつながります。

平均寿命は寿命の平均値ですが、この健康寿命は健康で過ごせる年齢の平均値です。左ページのグラフのように、その差は、男性の場合で約1・5歳、女性の場合は約3歳となっています。この平均寿命と健康寿命の差が少ないほど、家族といっしょに暮らせる時間が長くなるというわけなのです。

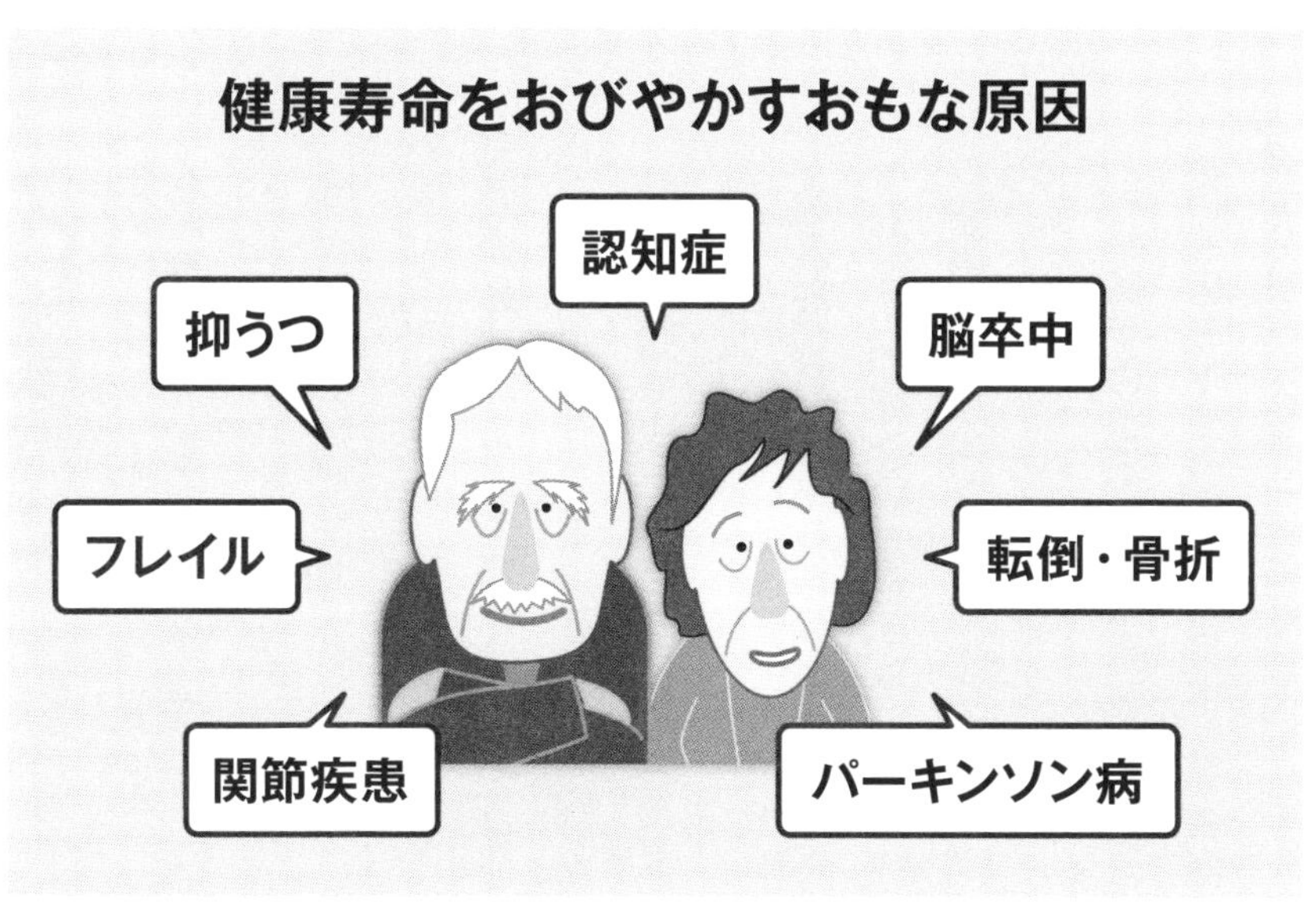
健康寿命をおびやかすおもな原因
認知症
抑うつ
脳卒中
フレイル
転倒・骨折
関節疾患
パーキンソン病

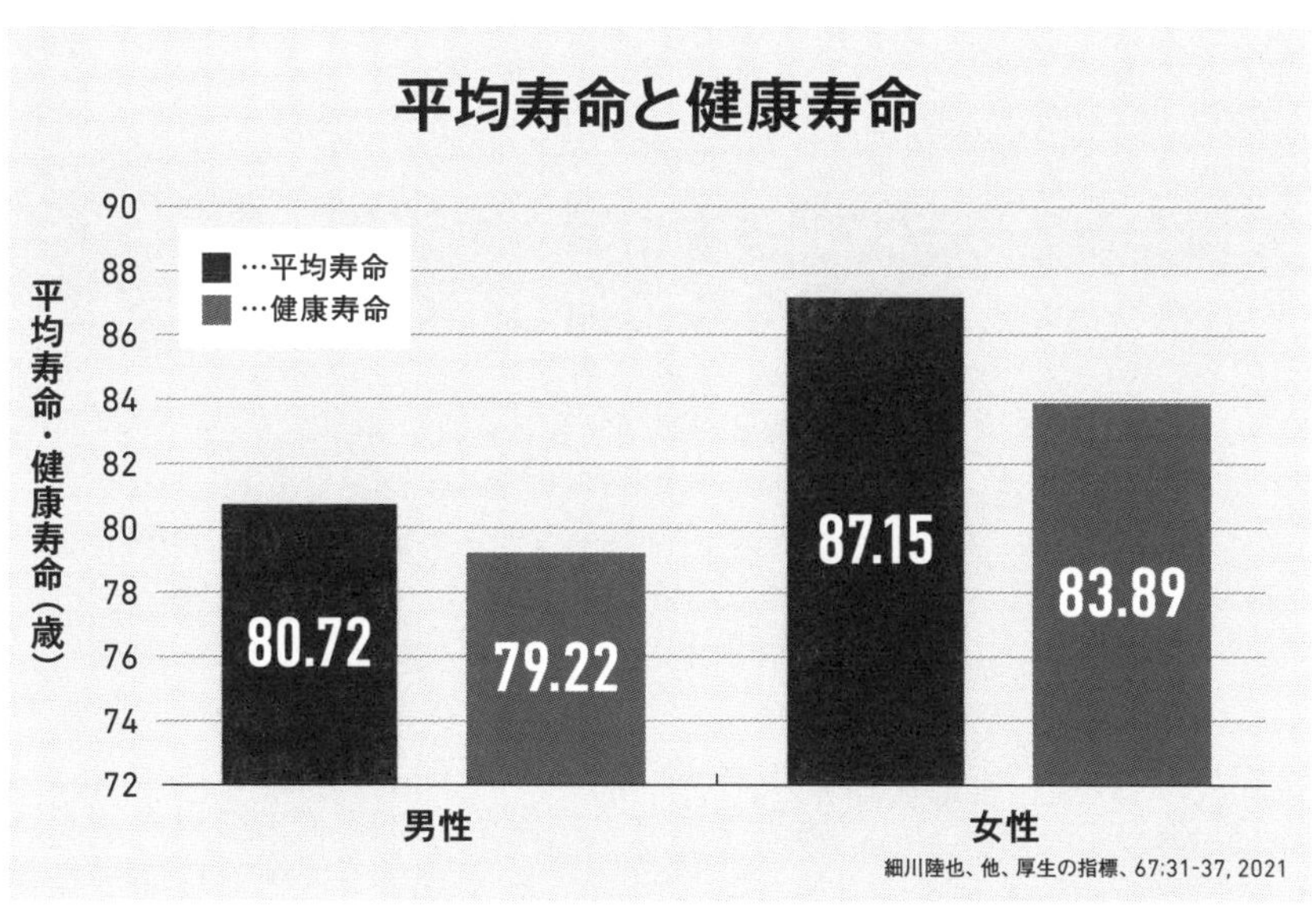
平均寿命と健康寿命
…平均寿命
…健康寿命
平均寿命・健康寿命（歳）
90
88
86
84
82
80
78
76
74
72
80.72
79.22
87.15
83.89
男性
女性
細川陸也、他、厚生の指標、67:31-37, 2021

フレイルにならないようにすることで認知症の進行も遅くなる

加齢によって体や心の働きが衰え、社会とのつながりが弱くなった状態を「**フレイル（虚弱）**」と言います。このフレイルは、健康と介護状態の間にあるはざまの期間です。

一般的なフレイルの身体的な特徴としては、体重の減少、**サルコペニア（加齢による筋肉量の減少）**、消耗・疲労感、握力の低下、歩行速度の低下、低栄養（低アルブミン血症）などがあげられます。

要介護状態の手前にあるこのフレイルを回避することが理想ですが、残念ながら加齢とともにこの割合は着実に増えていきます。

左のグラフを見てください。日本人のフレイルの有病率を見ると、70歳では10％程度ですが、85歳以上では46％の人がフレイルに該当しています。

2022年の時点で、日本の総人口に占める高齢者（65歳以上）の割合は約30％で、世界でもっとも高齢者人口の割合が高い国として知られています。

今後もフレイルにならないこと、またはフレイルのままできるだけ長くとどまることが

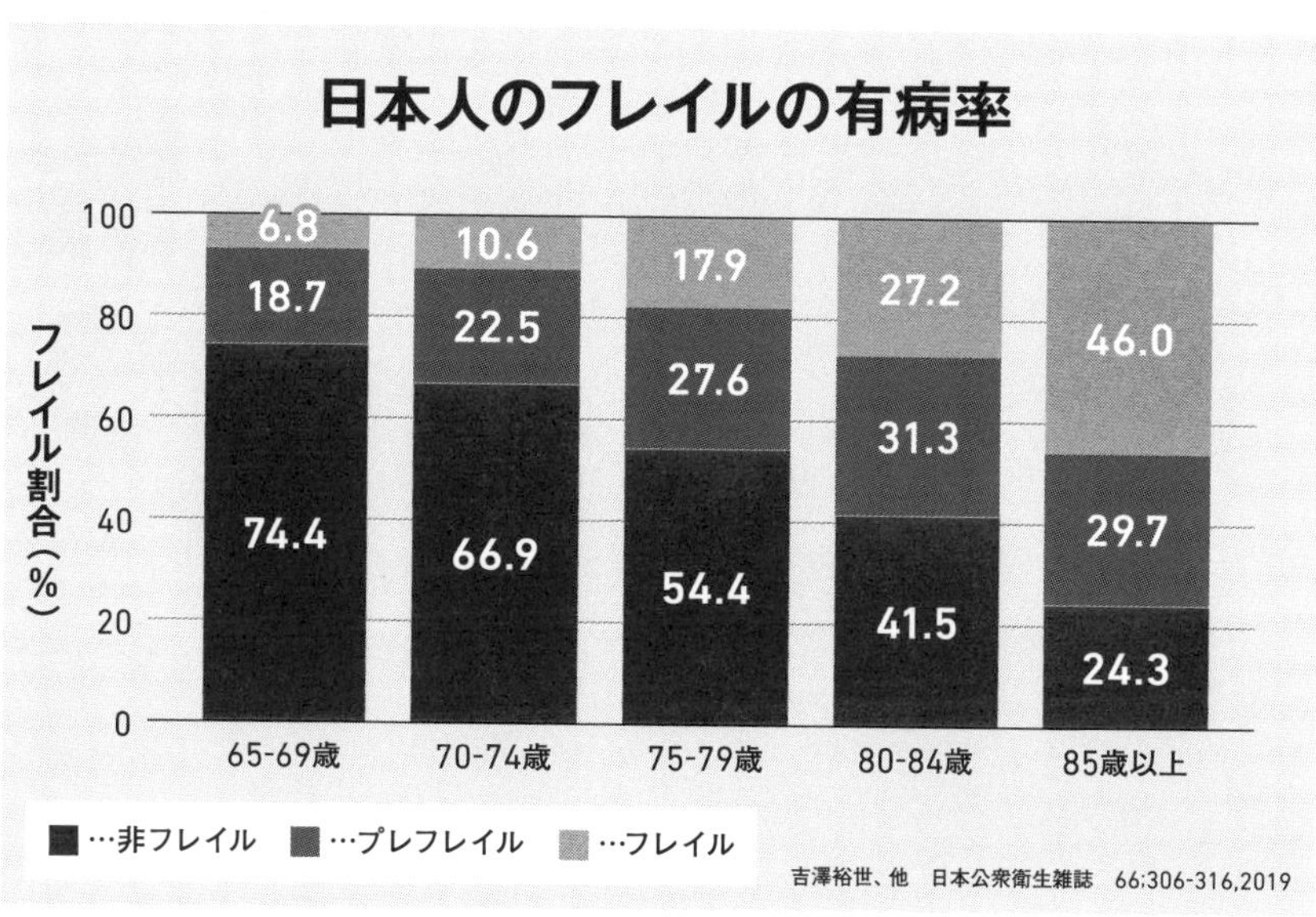

重要になります。

厚生労働省では、**フレイルを予防する方法**として以下の3つのポイントをあげています。

- 栄養（食事の改善）
- 身体活動（ウォーキング、ストレッチ）
- 社会参加（趣味、ボランティア、就労）

つまり、しっかり食べて、体を動かして、社会のネットワークとつながることが、フレイル、ひいては認知症を予防することにつながるのです。

これから高齢者になる人も、現在、高齢者の親を持つ人も、この章で紹介する6つのキーワードに関するアドバイスをよく読んで、生活習慣を見直してみましょう。

散歩

自分の体力に合わせてできるだけ毎日散歩する

アメリカ国立衛生研究所（ＮＩＨ）のガイドラインによれば、運動習慣はもっとも信頼度の高い認知症の予防法です。

１日に30分程度の運動を毎日行うことで、認知症のリスクは30％近く低下すると考えられています。歩くことで、記憶をつかさどる脳の神経細胞（海馬）が増えることも報告されています。

また、運動を長年続けることで、さらなる効果を期待できます。散歩や体操などの軽い運動やジョギング、水泳などを継続して行えば、認知症を予防する効果が見込めるのです。

ただし、競技スポーツのようなハードな運動を続けても、よりよい結果が得られるわけではありません。運動量や運動の強度が求められているわけではないので、ムリをしないように注意しましょう。

日本の研究でも、同じような結果が出ています。

福岡県の久山町研究[*1]によると、運動習慣が週1回未満の人と週1回以上の人を比べた場合、後者のほうがアルツハイマー型認知症の発症リスクが40%ほど低くなります。

つまり、運動の回数が多い人のほうが認知症になりにくいのです。

また、外出や散歩で外を歩くときの歩幅やスピードも認知機能の低下（認知症のなりやすさ）と関係があることがわかっています。

さらに下の図のように、歩くときの歩幅が広い人を1とした場合、歩幅が狭い人のリスクは約2・7倍になることもわかっています。

歩くスピードについても同様で、一般的に歩くスピードが速い人のほうが遅い人よりも認知症になりにくいとされています。

可能であれば、いつもより少し歩幅を広げ、速く歩いてみましょう。

歩幅が狭いと認知症になりやすい？

認知機能低下のリスク

歩幅	リスク
広い	1.00
普通	1.78
狭い	2.68

東京都健康長寿医療センター

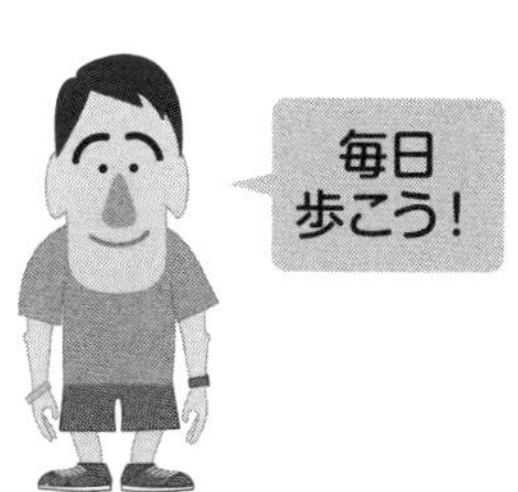

＊1　福岡県の久山町で長年にわたって行われている大規模な生活習慣病の疫学調査のこと。

共食

できるだけだれかといっしょに食事をする

「共食」とは、だれかといっしょに食事をすることです。これに対して「孤食」とは、一人で食事をとることです。

「孤食」にはさまざまな健康上のリスクが引き起こすと指摘されています。ひとりで食べれば、食べる量が減ってしまいます（小食）。調理のバラエティにとんだ献立を考えるのが面倒になり、同じものばかり食べてしまいます（固食）。味つけも濃くなり（濃食）、麺類やパンですませる食事（粉食）も多くなります。

家族といっしょに暮していても、生活のリズムが合わなければ一人で食べる機会が増えます（孤食）。

このように、さまざまなコショクが低栄養につながることは間違いありませんが、同時に、ひとりで食べる寂しさが認知症のリスクを高めてしまうことも指摘されています。

たとえば、高齢者においては、孤食がうつなどの精神疾患の要因になることが報告されています（左下のグラフを参照）。

うつの状態を示すＧＤＳ[*1]の得点が10以上は孤食の場合、約23％でした。一方、共食の場合は約12％でした。

このデータを見ると、**共食がうつのリスクを軽減する**ことは間違いありません。共食によりコミュニケーションが生まれることで、孤独感や不安が減り、社交的な活動を促進することができるからです。

ひとり暮らしの場合、孤食になるのは仕方がないことですが、家族や友人をさそって食事をする、料理教室に参加するなど、本人が積極的にアプローチすることが重要です。

また、デイサービスを利用して食事をすることで、高齢者同士の交流につながり、孤独感を解消できます。

高齢者の孤食と抑うつの関係

GDS ≧10の割合

孤食 22.9%

共食 12.2%

■…GDS-15≧10　■…GDS-15<10

Kimura Y, et al. J Nutr Health Aging, 16:728-31, 2012

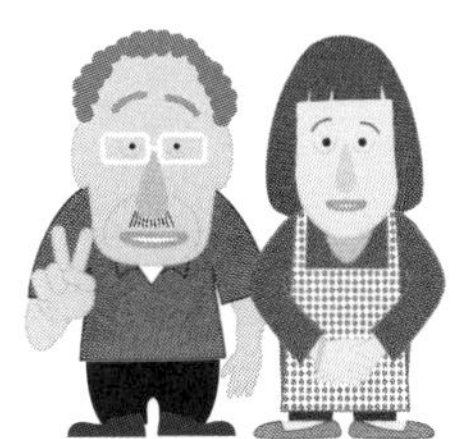

＊1　高齢者用うつ尺度。高齢者のうつ病を診断するための基準になる数値。0～15点で評価され、10点以上はほぼうつの状態を示す状態とされている。

食生活

中年期と老年期とでは食生活の方針が変わる

中年期（40～65歳）の食生活と老年期（65歳以降）の食生活は分けて考える必要があります。認知症のリスクを軽減するための食生活とはどんなものか、ここで確認しておきましょう。

●中年期までの食生活

摂取カロリーが高すぎると内臓脂肪が蓄積し、高血圧や糖尿病、耐糖能異常[*1]の原因になります。これらの症状は認知症のリスクを高めます。中年期の場合は、塩分のとりすぎにも注意する必要があります。塩分をとりすぎることが高血圧や動脈硬化の原因となり、それが認知症のリスクを高めます。

一方、糖分のとりすぎは糖尿病の原因になります。この糖尿病はアルツハイマー型認知症などの原因になります。

中年期の場合は、摂取カロリー、塩分、糖分に気を配り、生活習慣病にな

＊1　糖尿病になる直前の状態。血糖値が正常値ではないが、まだ糖尿病とは言えないような段階を指す言葉。

らないように気を配ることが大切です。

●老年期の食生活

老年期（65歳以上）の場合は、肉や魚を中心にタンパク質をとることを優先します。フレイルにならないように、十分な栄養をとることのほうが重要になるからです。

健康診断の血液検査の項目でも目にするアルブミン（血清アルブミン）をご存じでしょうか。

アルブミンは肝臓で生合成されるタンパク質で、血液の浸透圧の保持、筋肉や皮膚へのアミノ酸供給、毒物や薬物を中和するなどの役割をになっていると同時に、栄養状態を示す重要な指標となります。

このアルブミンの数値が低いほど、認知症のリスクが高まることが確認されています。

老年期になったら、塩分や糖分のとりすぎを気にするよりも、タンパク質を中心に好きなものをたっぷり食べるようにしましょう。共食を心がけ、低栄養にならないようにしたほうがいいのです。

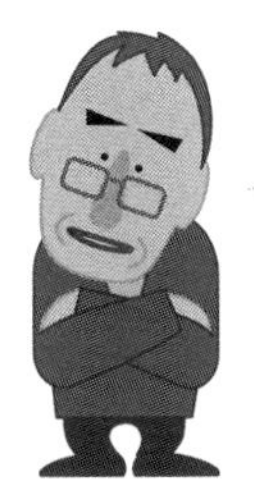

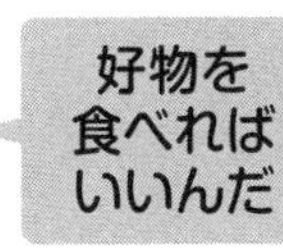

口腔ケア

噛む力を維持することが認知症の予防につながる

弘前大学の調査によると、自前の歯がたくさん残っている人ほど認知症のリスクが低くなることが確認されています。22本残っている人を1とすると、11〜21本の人の認知症のリスクは約3・5倍、10本以下の人のリスクは約20倍高くなります。

神奈川歯科大学が発表した研究報告によると、歯がなく入れ歯も使っていない人は、歯が20本以上ある人よりも認知症を発症するリスクが1・9倍も高いという結果も出ています。

高齢者の場合、歯が抜けたままにしておくと、食べることがおっくうになり、栄養不足につながる恐れがあります。歯科医に相談して、義歯、インプラント、ブリッジ、入れ歯などの処置を行い、噛む力を維持しましょう。

また、口腔ケアを行い、噛む力を保つことが、認知症の進行を抑制することもわかっています。

そのため、口腔ケアを軽んじることはできません。毎朝毎晩の歯磨きが基本ですが、以下のようなポイントに注意して十分なケアを心がけましょう。

❶ 歯磨きの習慣を継続する

歯磨きでうがいするついでに口腔洗浄剤を使います。高齢になると歯が欠けたり隙間ができたりするのでデンタルフロス[*1]を使うのもよい方法です。

❷ 義歯を清潔に保つ

義歯がある場合は日々のお手入れが必要です。義歯をはずして歯ブラシでやさしく洗う、義歯用のクリーナーや洗剤を使用するなどの方法で常に清潔にしておきます。

❸ 噛む力を維持する

食事をとるとき、やわらかいものばかりを選ぶと、噛む力（咀嚼機能）が衰えます。意識して、硬いものや歯ごたえのあるものもバランスよく食べるようにしましょう。

＊1　歯と歯の間の汚れを取り除く歯科用品。細い糸状のものを歯と歯の間に差し込んで使用する。

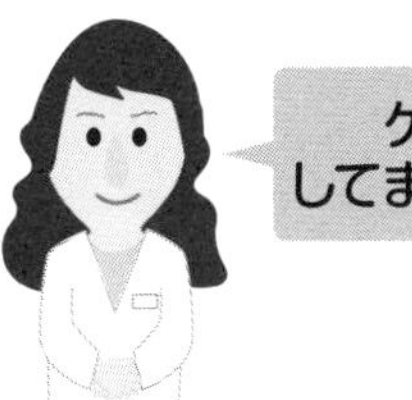

外出する

脳に刺激を与えることで認知機能の衰えを防ぐ

新型コロナウイルス感染症のまん延予防の目的で、外出自粛や行動制限が行われていた期間には、高齢者の外出頻度が著しく減少しました。それにともない、認知機能の低下や認知症の症状の進行が認められました。

また、認知機能に障害のない高齢者を対象に行った東京都の調査では、毎日必ず1回外出する人を基準にすると、1週間に2~3回外出する人のリスクは約1・6倍、1週間に1回以下の人のリスクは約3・5倍高くなることがわかっています。

旅行などで遠くに出かけなくてもかまいません。近所を散歩して季節の花や木々を眺めたり、近所の人とあいさつを交わしたりするだけで、脳が刺激されて活性化します。

高級なレストランや都市部のカフェ、美術館などに、おしゃれをして出かける機会を持つこともおすすめします。

着飾ったり化粧をしたりしてウキウキするのは、脳内物質であるドーパミン[*1]が出るからです。ドーパミンが出ればストレスホルモンが減少し、脳の活性化につながります。

身体能力の衰えにより、単独の外出に対して本人に不安がある場合は、まず家族が付き添うことを考えます。

「いっしょに行こう」と家族が積極的に声をかけることで、（はじめは難しくても）少しずつ気持ちの切り替えができるようになります。

もし、何らかの事情で家族がいっしょに付き添えない場合は、デイサービスを利用するという方法もあります。最近は、デイサービス中にショッピングをしたり、お祭りなどのイベントに参加したりする取り組みが増えています。

また、公共交通機関の利用が困難なほど体力が低下している場合は、高齢者を対象にした外出支援サービスを利用する方法もあります。

こちらは、自治体や民間企業が提供する有料サービスで、介護タクシーや業務用車両で移動をサポートするというものです。

自治体の場合の費用は1時間当たり数百円にガソリン代などの実費がプラスされる程度です。各自治体の高齢者窓口や社会福祉協議会に問い合わせをしてみましょう。

＊1　別名「幸せホルモン」と呼ばれる脳内物質。この物質が分泌されると、記憶力が上がる、集中力が高まる、やる気が出るなどの効果がある。

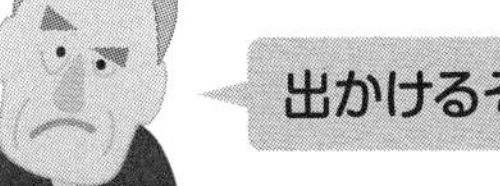

社会性

社会とつながりがない人ほど認知症のリスクが高くなる

積極的な社会活動への参加は、認知機能[*1]を保つために有効だと考えられています。

昔の友人や同級生とつながるだけではなく、孫や親戚、近所の人、あるいはジムの仲間など、家族以外の人物と積極的に会話を楽しむことが、認知機能の低下を防ぐとされています。

同時に、生活に張り合いができることで、やる気がわいたりよく眠れるようになったりするため、健康寿命を延ばすことができるのです。

一方、社会活動を拒否している孤独な人は、認知機能が衰え、抑うつ状態を引き起こす可能性があります。

ここで、次ページのデータを参照してください。

これは、社会ネットワークと認知症リスクの関係について調べた図です。

①配偶者あり、②子どもあり、③親戚・友人と交流ありという3つの要素を

＊1　物事を正しく理解・判断したうえで、適切に実行するための機能。日常生活を送るうえで不可欠な能力です。

もとに、認知症のリスクを調査した結果です。

①②③がすべてそろっている人を1とした場合、2つそろっている人のリスクは約2・6倍、1つしかない人のリスクは約3・7倍でした。

さらに、どの要素にも当てはまらない人のリスクは、約8・3倍に跳ね上がります。

積極的に人づきあいができるかどうかは、本人の性格や考え方によるため、無理に押しつけることはできません。しかし、図で示したように、社会ネットワークの要素が少ない人のリスクが高まるのは事実です。

また、デイサービスをはじめとする**介護サービスを利用すること**は、高齢者の社会ネットワークを維持するうえで、とても意味があります。

社会性を保つために、積極的に活用してください。

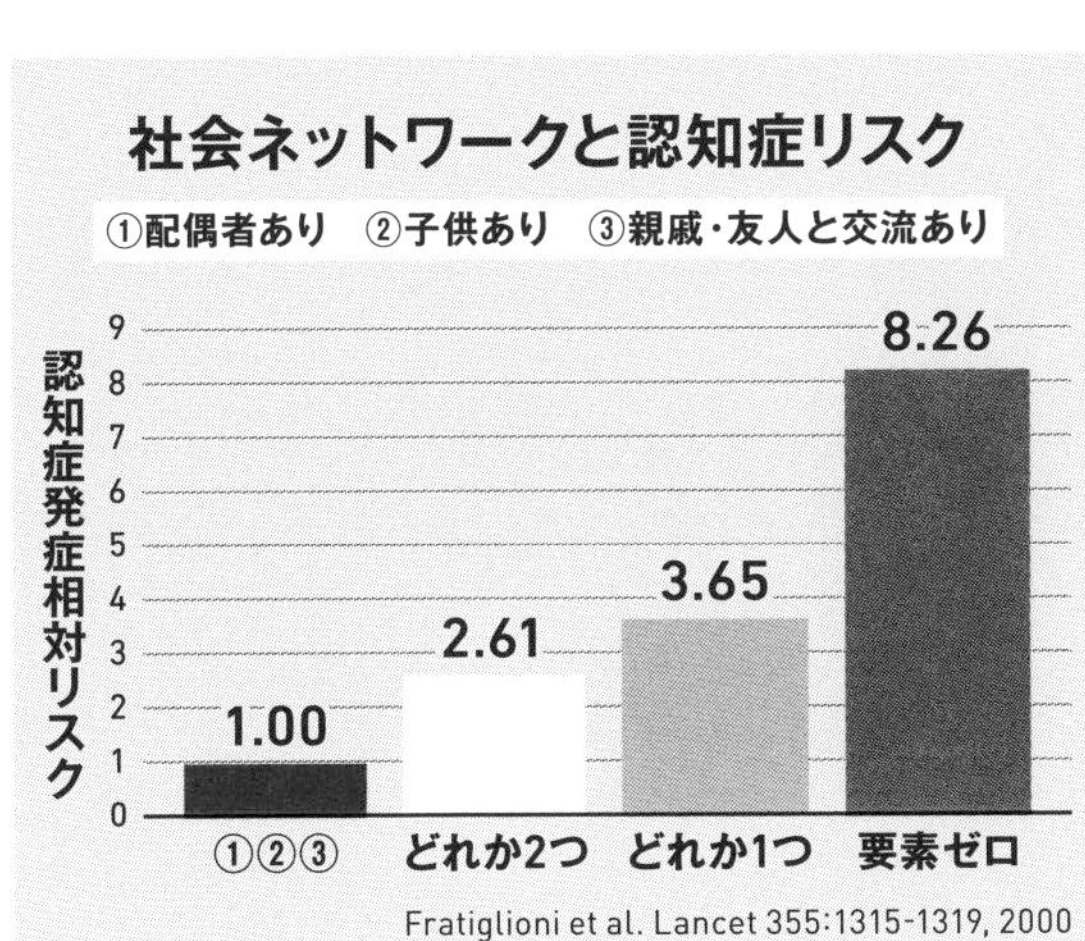

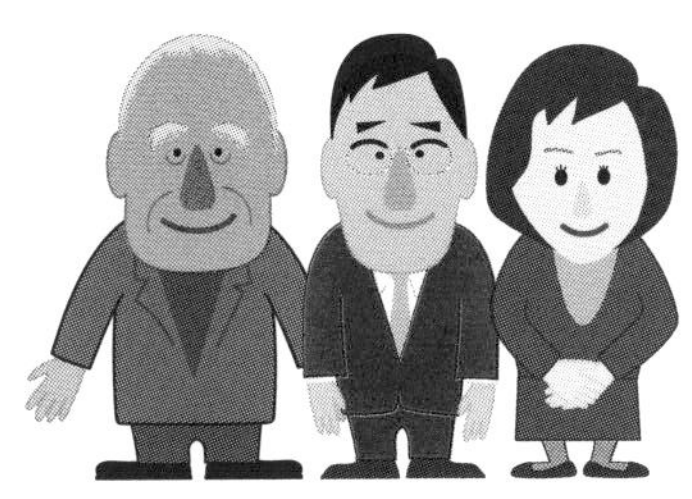

おわりに

日本では２００７年から65歳以上の人口が21％を超える超高齢社会に突入しています。高齢化率の上昇は今後も続き、２０５０年には65歳以上が約40％に到達する見込みです。男性の3割、女性の6割が90歳を超えて長生きする時代となり、この傾向は今後とも続く見込みです。

核家族化も進んでいます。都市部では未婚あるいは離婚による単身独居者が多く、高齢者が高齢者の介護をする「老々介護」の世帯も増えています。さらに、ともに認知機能が低下している夫婦が助け合って生きる「認認介護」も増加しています。

年をとれば認知機能が衰え、体調も徐々に悪化します。ただでさえ介護の心配があるなかで「認知症になったらどうする？」と不安になるのは当然でしょう。

現代は、だれもが認知症のリスクを抱えながら生きていく時代です。だからこそ、認知症に関する正しい知識が必要なのです。

本書では、認知症の人（または認知症の疑いがある人）をモデルに、家族やサポートする立場にある人が、どのようにふるまえばいいのかを詳しく紹介しています。

認知症による困った行動や発言を目の当たりにすると、腹立たしく感じてしまう人が多いようです。しかし、そんなときこそ、一歩踏みとどまって、本人の気持ちを察してあげてください。介護保険のデイサービスやショートステイを活用して密着している時間を減らし、お互いに気分転換をすることも必要です。

完璧なサポートを目指す必要はありません。60点くらいでかまわないのです。

認知症をサポートする人に大切なのは、何もかも一人で抱え込もうとしないこと。「私が最後の砦」にならないように、身近な人に助けてもらいましょう。肉親で頼れる人がいなければ、医師やケアマネージャーに助けてもらえばいいのです。

認知症になってもすべての認知機能が失われるわけではありません。

本人らしさや周囲の人への気遣いなどは保たれることが多いのです。減点法で評価するのではなく、できていることをほめる、保たれている能力に感謝するなど、リスペクトの気持ちを忘れないようにすれば、いっしょに長く暮らすことができるはずです。

この本が認知症の患者さん、そしてご家族のみなさまの一助になれば幸いです。

長田 乾

著者略歴

医療法人社団緑成会　横浜総合病院
横浜市認知症疾患医療センターセンター長

長田 乾（ながた けん）

神奈川県生まれ。1978年弘前大学医学部卒業。脳血管研究所美原記念病院神経内科、コロラド大学神経内科、秋田県立脳血管研究センター神経内科学研究部などを経て、2016年より横浜総合病院臨床研究センター長、2020年より横浜市認知症疾患医療センターセンター長。専門分野は、認知症、脳卒中、神経心理学、画像診断。趣味はミニカー蒐集。著書に『「うちの家族、認知症？」と思ったら読む本』（Gakken）ほか

【イラスト図解】
認知症の「なぜ？」「どうする？」がひと目でわかる本

2023年8月15日　第1刷発行

著　者　長田　乾
発行人　土屋　徹
編集人　滝口勝弘
編　集　吉村理子
発行所　株式会社Gakken
〒141-8416　東京都品川区西五反田2-11-8
印刷所　中央精版印刷株式会社

装丁・本文デザイン・DTP　石割亜沙子（Isshiki）
イラスト　イラストレーター絵仕事　界屋（中山　昭）
長田　乾
編集協力　有限会社ヴァリス（鍋倉弘一）
校　正　株式会社東京出版サービスセンター

《この本に関する各種お問い合わせ先》

- 本の内容については、下記サイトのお問い合わせフォームよりお願いします。
https://www.corp-gakken.co.jp/contact/
- 在庫については　Tel 03-6431-1250（販売部）
- 不良品（落丁、乱丁）については　Tel 0570-000577
学研業務センター　〒354-0045　埼玉県入間郡三芳町上富279-1
- 上記以外のお問い合わせは　Tel 0570-056-710（学研グループ総合案内）

学研グループの書籍・雑誌についての新刊情報・詳細情報は、下記をご覧ください。
学研出版サイト　https://hon.gakken.jp/